いのちを育む羊水と
いいお産のはなし

ピグマリオン学育研究所 代表
作・伊藤 恭

浜松医科大学病院 病院長・副学長
監修・金山 尚裕

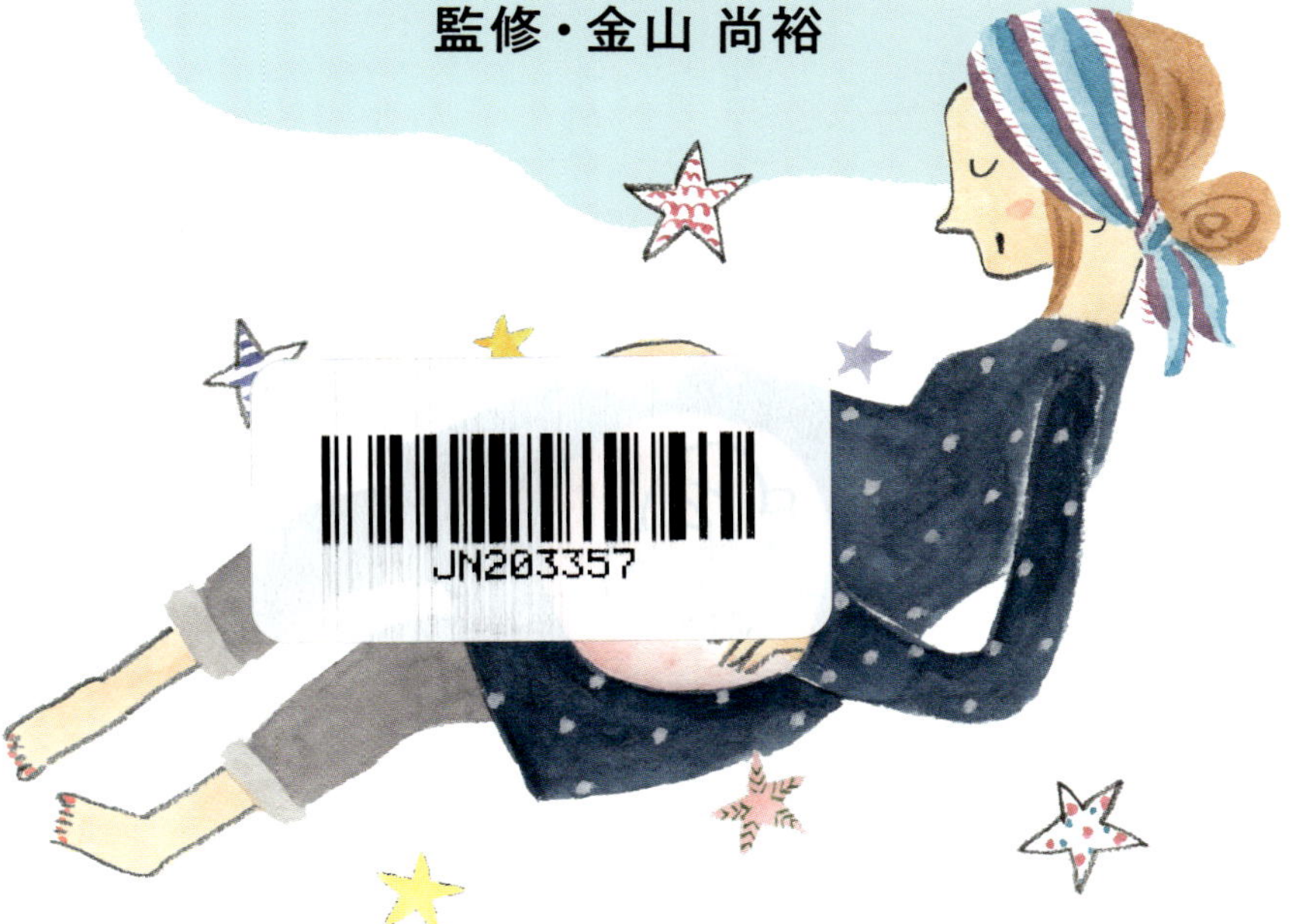

産学社

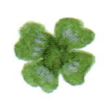

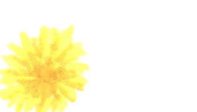

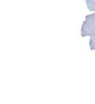

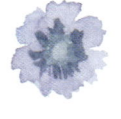

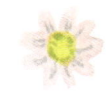

はじめに

伊藤 恭

人は赤ちゃんを産み、育てます。赤ちゃんはやがて幼児期を迎えます。私たち、ピグマリオン幼児教育の出番です。

なぜ幼児期教育をするのか。それは2才の中ごろから小学3年生の終わりごろまでの約6年間の子どもたちは、ちょうど作物の苗の時期、この時に優秀な苗に育てれば、立派な成果になる可能性がきわめて高くなると私は確信しているからです。

それでは、立派な成果とは何でしょうか。社会に踏み出したところからはじまる人生では、それまでの教育の質の可否が次第に顕在化してきます。その時、社会人としての高い品格と社会性を備え、心配り、言葉配りを的確に行えて、誰からも敬愛される徳質の人——そんな人を育てることこそが幼児教育の目標であると、ピグマリオンは考えています。

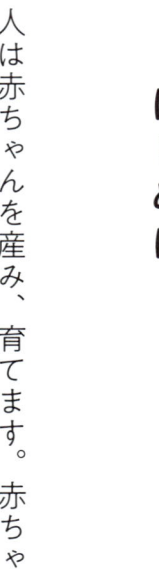

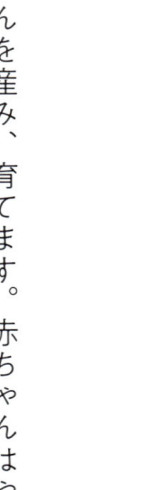

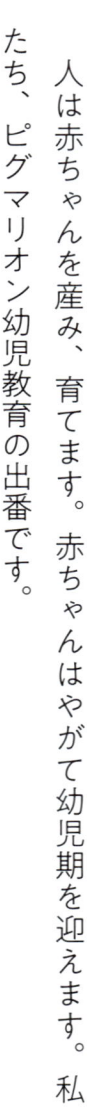

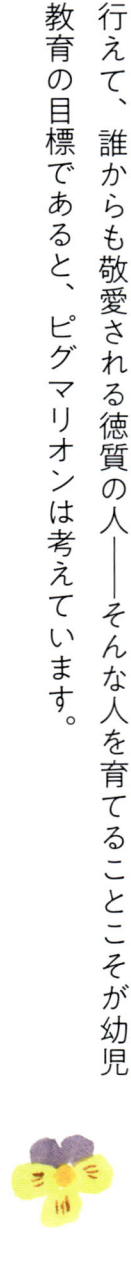

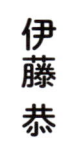

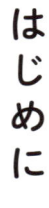

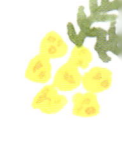

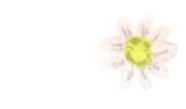

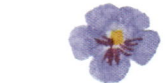

長いあいだ、日本の幼児教育の実践の中で、実にたくさんの経験をしてきました。学びはじめの時からすでに若干の優劣があることが厳然とした事実として存在しています。「人は環境で育つ」とは言いますが、とくに0才～3才までの育ちの環境の違いが、能力形成、人格形成に影響しているのではという思いを、教育の現場に身を置きながら抱いてきました。

そしてこのたび、受精卵から胎児となり出産するまでのお母さんのおなかの中での生育環境、とくに「羊水」を深く研究されてきた浜松医科大学の金山尚裕先生にご指導いただく機会を得ることができました。専門家でいらっしゃる金山先生にインタビューし、監修と解説をしていただくことは望外の喜びです。

日本の幼児教育を担う者のひとりとして、この本が、これから結婚される方、また妊娠の機会にめぐまれる方々の一助になるのであれば、これほど嬉しいことはありません。

（ピグマリオン学育研究所 代表）

もくじ
Contents

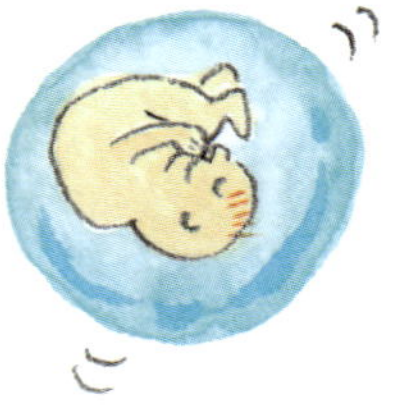

Part 1
いま知ってほしい、妊娠期に起きていること

Part 2
羊水って何？ 胎内環境のきほん

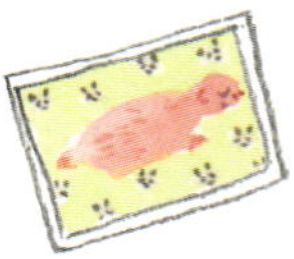

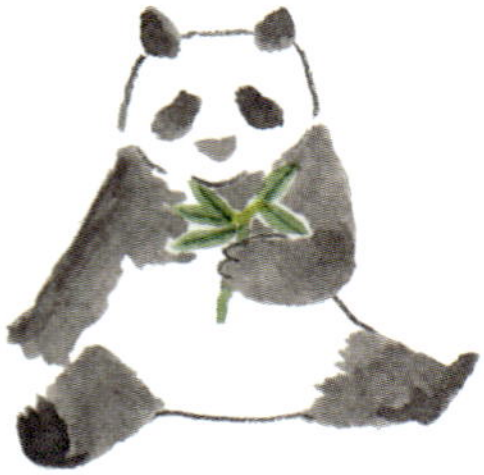

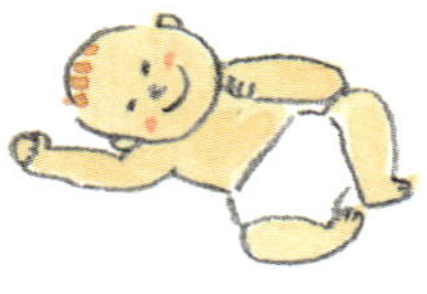

Part 3

いい羊水で、いい赤ちゃんを育てるために

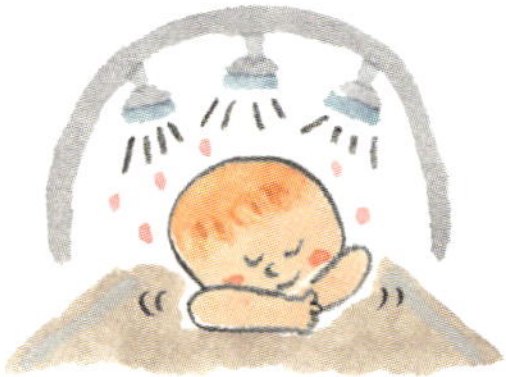

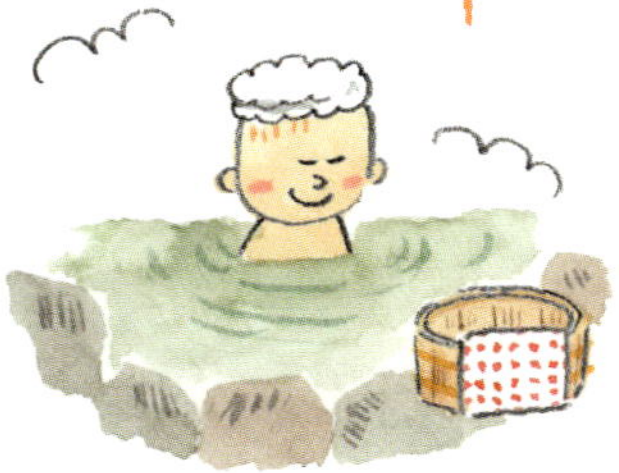

カバー・本文デザイン 平本祐子
イラスト／編集協力 横山さと（Type Slow）

Part 1

いま知ってほしい、妊娠期に起きていること

”10代、20代でのダイエットは、妊娠・出産に影響する？“

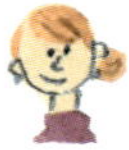

どうすれば、いい赤ちゃんを産めますか？

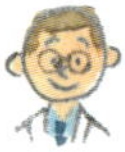

元気な赤ちゃんを産みたい、いい赤ちゃんを産みたいという願いは、子どもを望む人にとって、ごく自然にわいてくるきもちですね。

受精卵が着床し、いわゆる〝十月十日〟かけて人間の体を形成していくとき、あたりまえですが、「こうしておけば、こういう赤ちゃんが生まれます」というふうには言いきれません。どれだけリスク管理をしていても避けられないこともあります。

でも、いい赤ちゃんを産むために、妊娠中やそれ以前の生活の中で心がけられること、改善しておけることはたくさんあります。

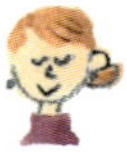

妊娠前から赤ちゃんのためにできることがあるんですね。

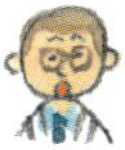

たとえば、10代、20代での極端なダイエットが、後々の妊娠・出産に影響を与えることは知っていますか？

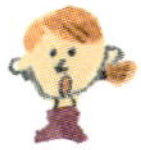

そんなに前のダイエットが、赤ちゃんに関係してくるのですか？ 妊娠を考え始めたときに初めて、自分の体に気を配れば十分だと思っていました。

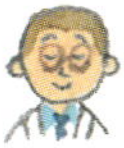

そのように考えている人も多いかもしれませんね。でも、生活習慣や食事習慣などは、妊娠したからといってすぐに変えられるものではないんですよ。

日本ではBMI（体重（kg）÷｛身長（m）×身長（m）｝で算出）の数値が18・5以下であることが「やせ」の基準になっていて、現在は10代、20代ともに20％前後の女性がここに該当しています。10人に2人がやせであるということです。

「BMI18.5以下のやせ」の数値

出典：「平成27年国民健康・栄養調査報告」（厚生労働省）

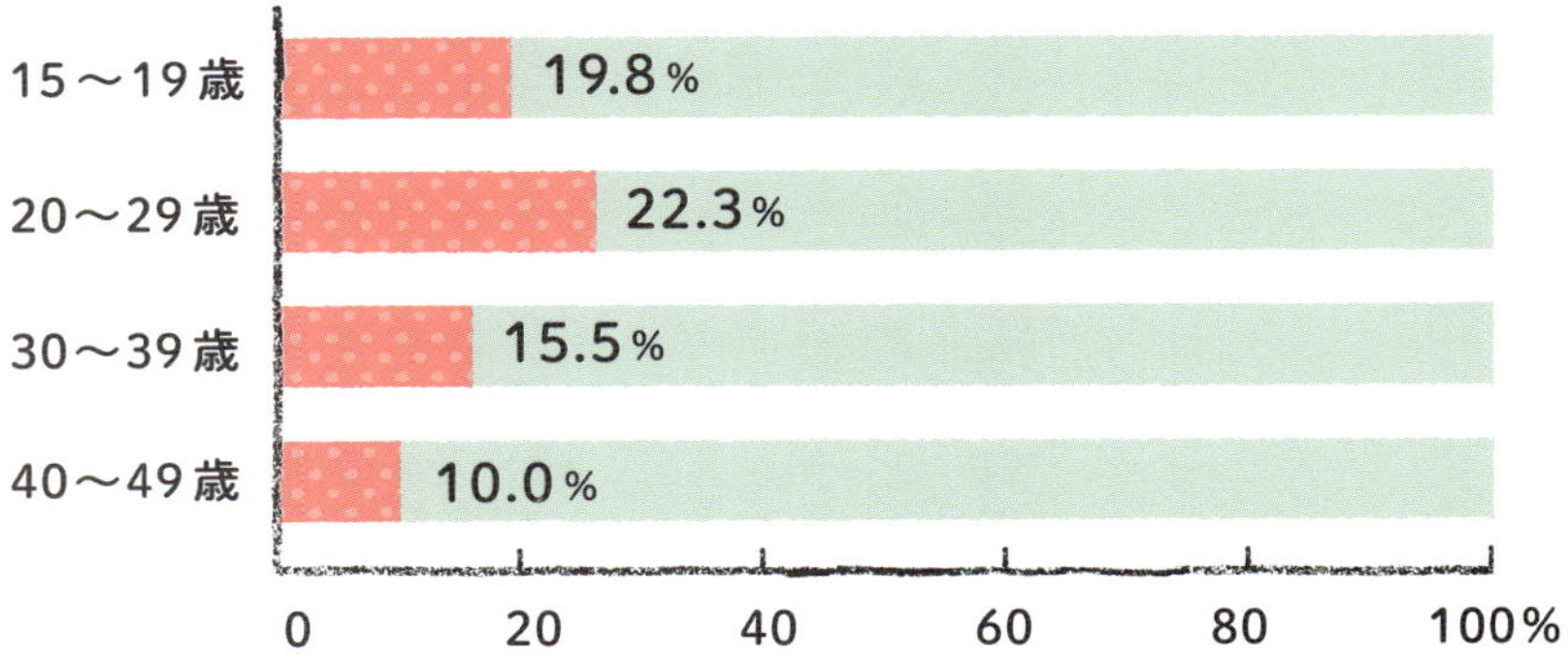

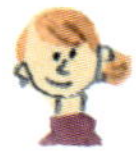

やせすぎていることが、妊娠・出産にどんな影響を与える可能性がありますか？

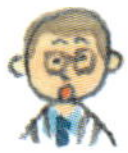

まず、ダイエットやカロリー不足が、月経（以下生理）不順を引き起こす可能性が考えられますね。

生理とは何かというと、簡単に言えば「子宮内膜がはがれる」現象です。子宮内膜は、女性ホルモンがしっかり分泌されていないと厚くならなくなり、また、生理の時にきれいにはがれません。つまり、女性ホルモンが正常に分泌されていないと、生理が正しい周期、正しい日数で来なくなります。

女性ホルモンは女性の健康にとっていちばん大切なものなのですが、極端なダイエットをしたり、やせすぎている場合、分泌量が低下するおそれがあります。さきほどBMI18・5以下がやせの基準だとお話ししましたが、**BMIが16を下回るような方はとくに注意が必要です。**

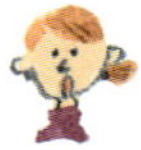

体重や摂取カロリーが女性ホルモンに関係してくるんですね。

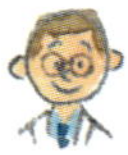

もちろん、反対に肥満にも健康リスクがありますので、**やせていなければ大丈夫ということではありません。**

どれがほんとのヴィーナス??

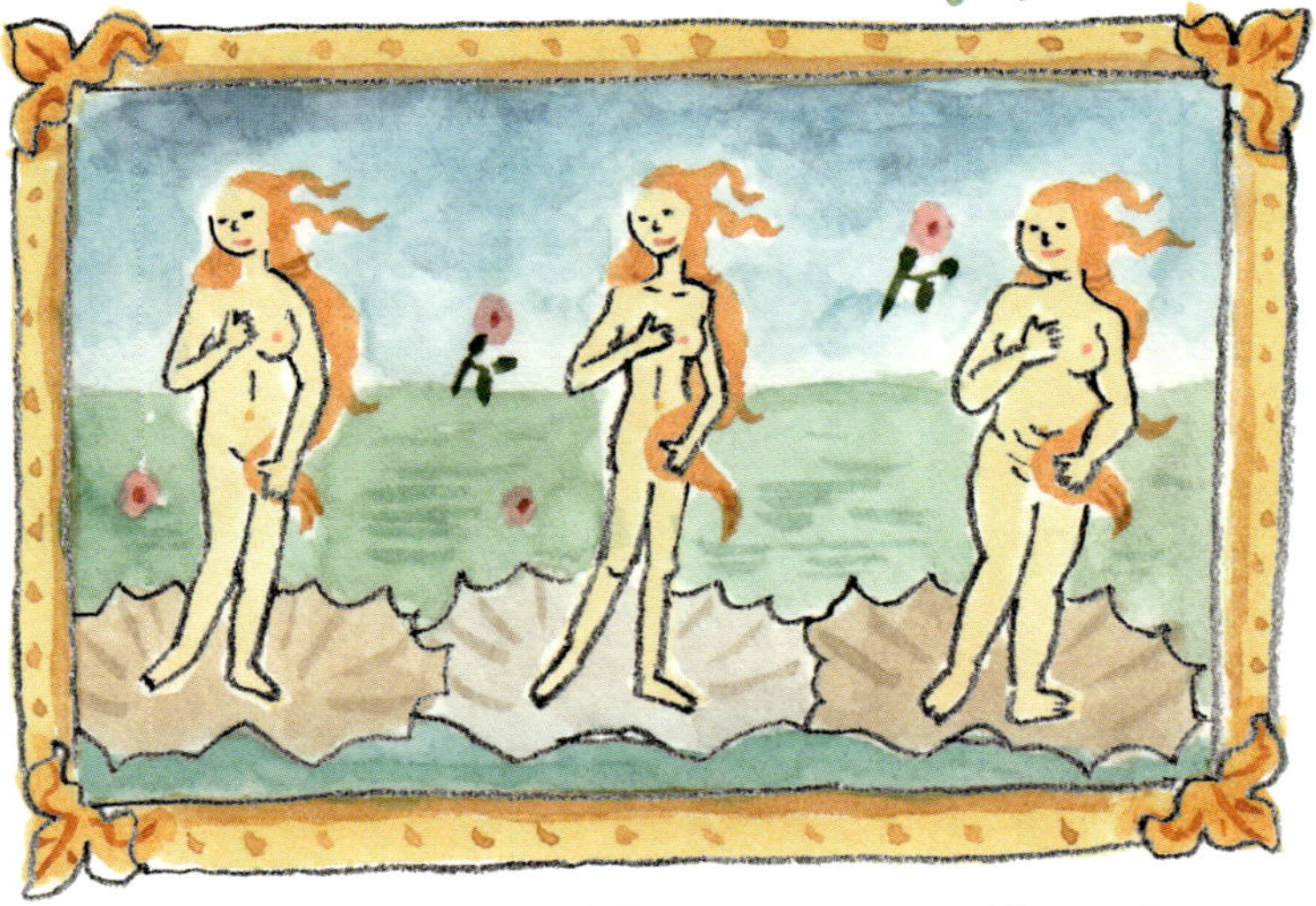

A	B	C
BMI：19.9	BMI：16.0	BMI：35.0

健康的で美しいほんとのヴィーナスはABCのうち誰でしょう？

女性ホルモンを最も分泌する理想の体型を例えるなら……西洋絵画のヴィーナスのような体でしょうか？ 有名なルネサンス絵画『ヴィーナスの誕生』の彼女は、おそらくBMIが20前後ではないかと思います。古来よりおへその下が軽く出ているような**軽い一段腹**が美しい体といわれています。ほどよい皮下脂肪は女性ホルモンがよく出る美しい体なのですよ。標準体重のBMI20～22前後が産婦人科的には美しい体形と思います。

”生理があっても妊娠できるとはかぎらない“

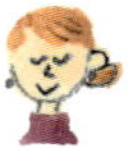
では、生理がきちんと来ていれば心配ないですか？

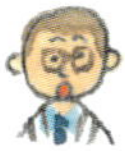
生理が周期的に来ていることは、たしかに健康をはかるひとつの目安にはなります。

でも、“生理があれば妊娠できる”と思い込むのはちょっとキケンです。

というのも、生理はあるけれど無排卵という人も少なくありません。無排卵月経の状態をそのまま放置しておくと、いざ結婚して妊娠したいと考えたときに子どもができない、不妊へとつながることがあります。生理が28日～32日くらいの周期で生理の日数が5日～7日の方はそれだけで排卵があり、きわめて健康な女性といえます。そこから外れれば外れるほど無排卵になりやすくなります。子宮に病気がない人なら、生理の周期と日数は女性ホルモンの量を推測するのによい指標となります。

生理があれば誰でも妊娠できると思っていました。

そうですね、まだ若い20代のうちは、「たかが生理不順」だと思い、あまり深刻に考え

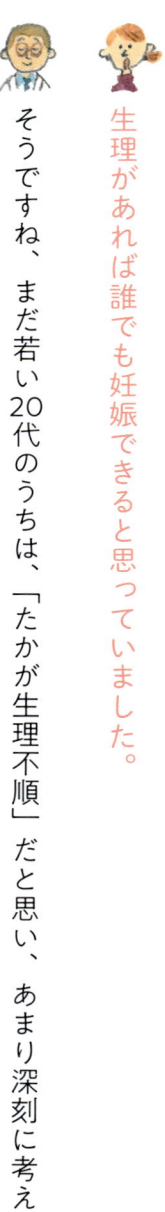

ない人が多いかもしれませんね。それは性教育のあり方にも一因があって、私たちは小学校高学年で性教育を受けて以降、残念ながら生殖関係について学ぶ機会がほとんどありません。

今は平均初産年齢が30才を超えていますから、10代での性教育から妊娠期までのブランクがずいぶん長くなっています。20代前半で結婚し、出産するのが一般的だったひと昔前はそれでもよかったのでしょうが、晩産化が進む時代ですから、妊娠前の20代での健康教育がとても大切になっているのではないかと思います。

正しい知識をもち、生理不順の人は決してそのまま放置しないこと。排卵の有無は基礎体温の測定ですぐわかります。基礎体温を面倒がらずに測定することは、女性ホルモン分泌が正常か否かわかるだけでなく女性の健康管理に役立ちます。生理が正常に来ている人でも、妊娠を考える前から定期的に婦人科を受診しておくことも大切です。

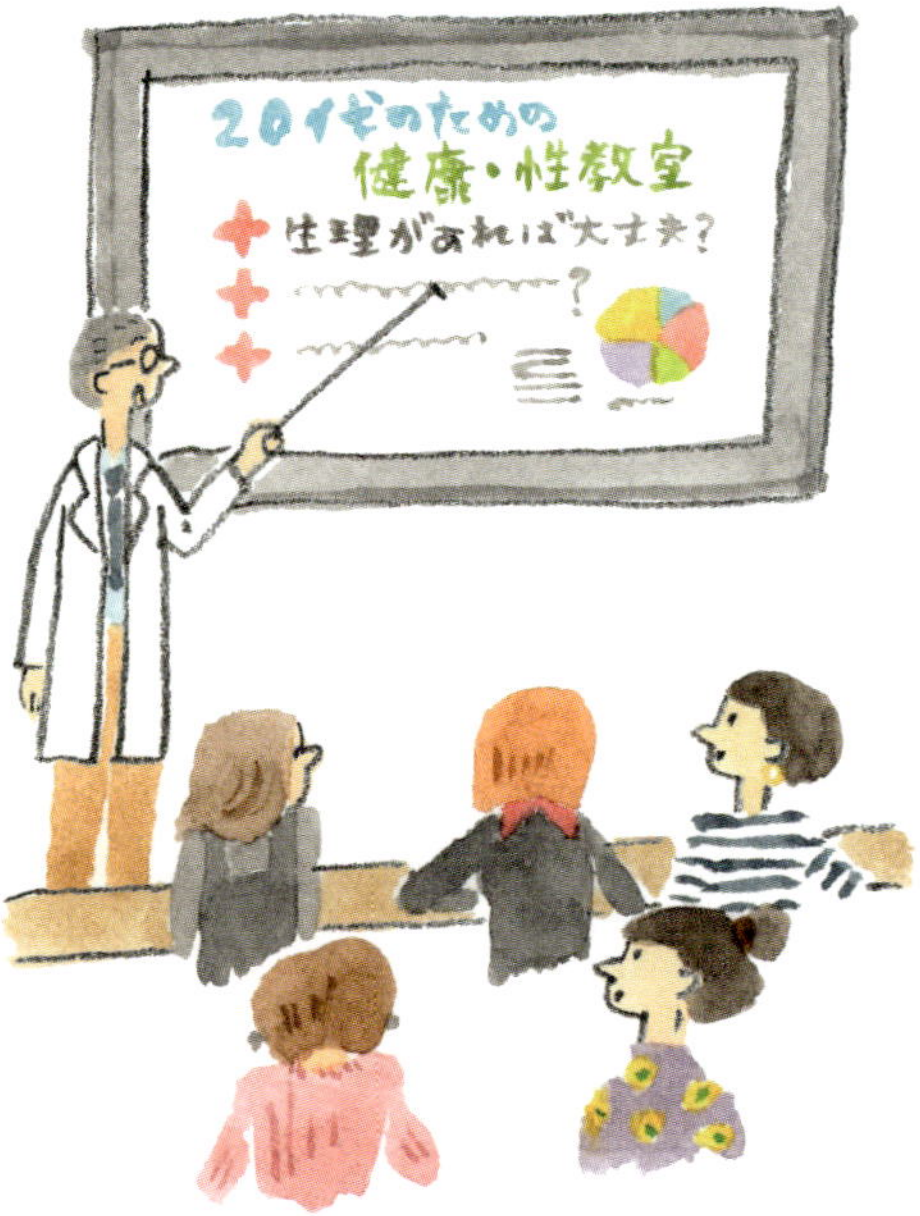
20代のための
健康・性教室
生理があれば大丈夫?
「20代女性のための健康・妊娠教室」が必要な時代です

妊娠したらカロリー不足に注意！
――「必要なカロリーを」「バランスよく」

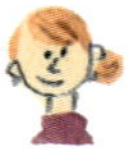

妊娠したら太らないように気をつけないといけませんよね？

そのように考えている女性もとても多いですね。妊娠中に自身の健康管理に気をくばるのはもちろんいいことです。

ところが近年、産科医として私はその健康管理がとても気がかりになっています。どうしてかというと、体重増加を気にしすぎるあまり、**明らかに食べる量が不足している**お母さんが多いからです。

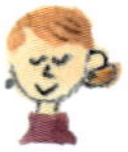

妊娠で増えていい体重は10kgまでだと聞いたことがあります。

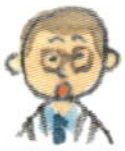

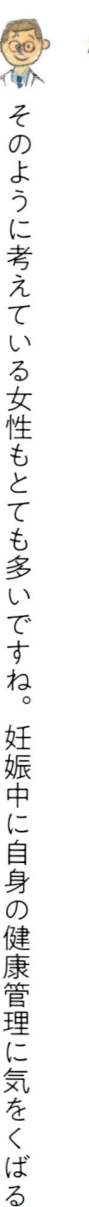

10kgまでというのは、妊婦健診でよく言われることですね。でもそれはあくまでも一律指導としての数字であって、ひとつの目安にすぎません。本来、妊娠時に大切にしなければならないのは、**「必要なカロリーを」「バランスよく」**しっかりと食べることなんですよ。

厚生労働省が推奨している、妊娠後期の妊婦さんが摂取すべきカロリーは１日２４００キロカロリーです。ところが私たちが数年前に調査したところ、平均で１６００キロカロリーしか摂取していないことがわかりました。

体重を増やしてはいけないという意識から食べ控える人もいますし、そもそも妊娠前からダイエットなどで摂取カロリーが低く妊娠後に必要カロリーを食べられないという人もいます。いずれにしても、これは栄養バランス以前の問題で、１６００キロカロリーでは明らかにカロリーが足りず、当然おなかの赤ちゃんにも十分な栄養が届きません。

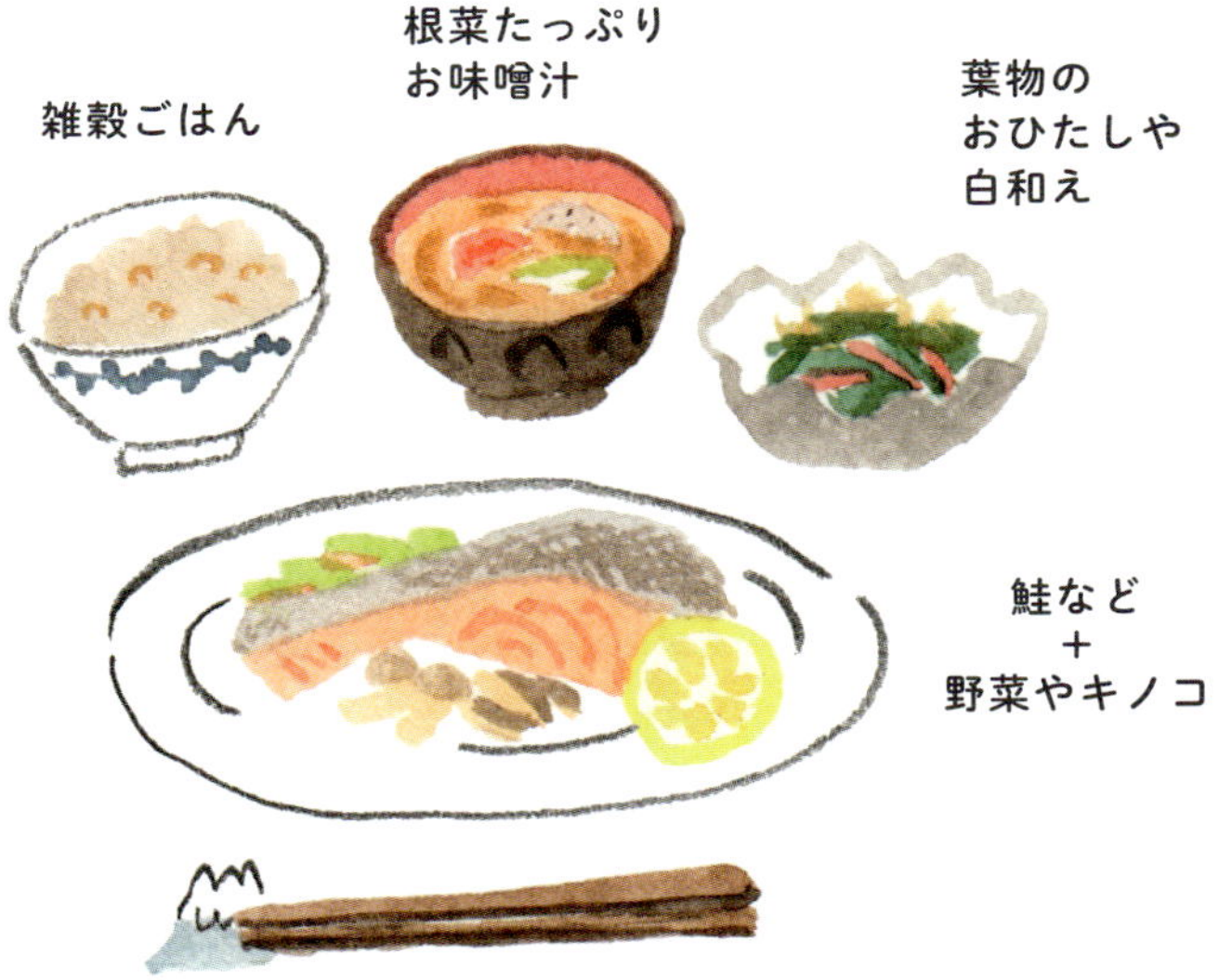

バランスよくカロリーをしっかり摂取できる献立を考えてみましょう。主菜だけでなく副菜にも大豆製品などのタンパク質を取り入れるといいですね

”小さく産んで、大きく育てるはウソ？“

妊婦がカロリー不足だと赤ちゃんはどうなりますか？

赤ちゃんに十分な栄養が届かなければ、赤ちゃんは小さい状態で生まれる可能性が高くなります。

以前に比べて、小さく生まれる赤ちゃんが増えているのは知っていますか？ 世界保健機関（ＷＨＯ）は2500g未満で生まれる赤ちゃんを「低出生体重児」としていますが、今のお母さん世代（80年代後半生まれ）が生まれた30年前に比べると、低出生体重児の割合は増加し、3000g以上の赤ちゃんは20％近

我が国の平均出生体重の推移

－浜松医科大学に通院する妊婦135人の検討－

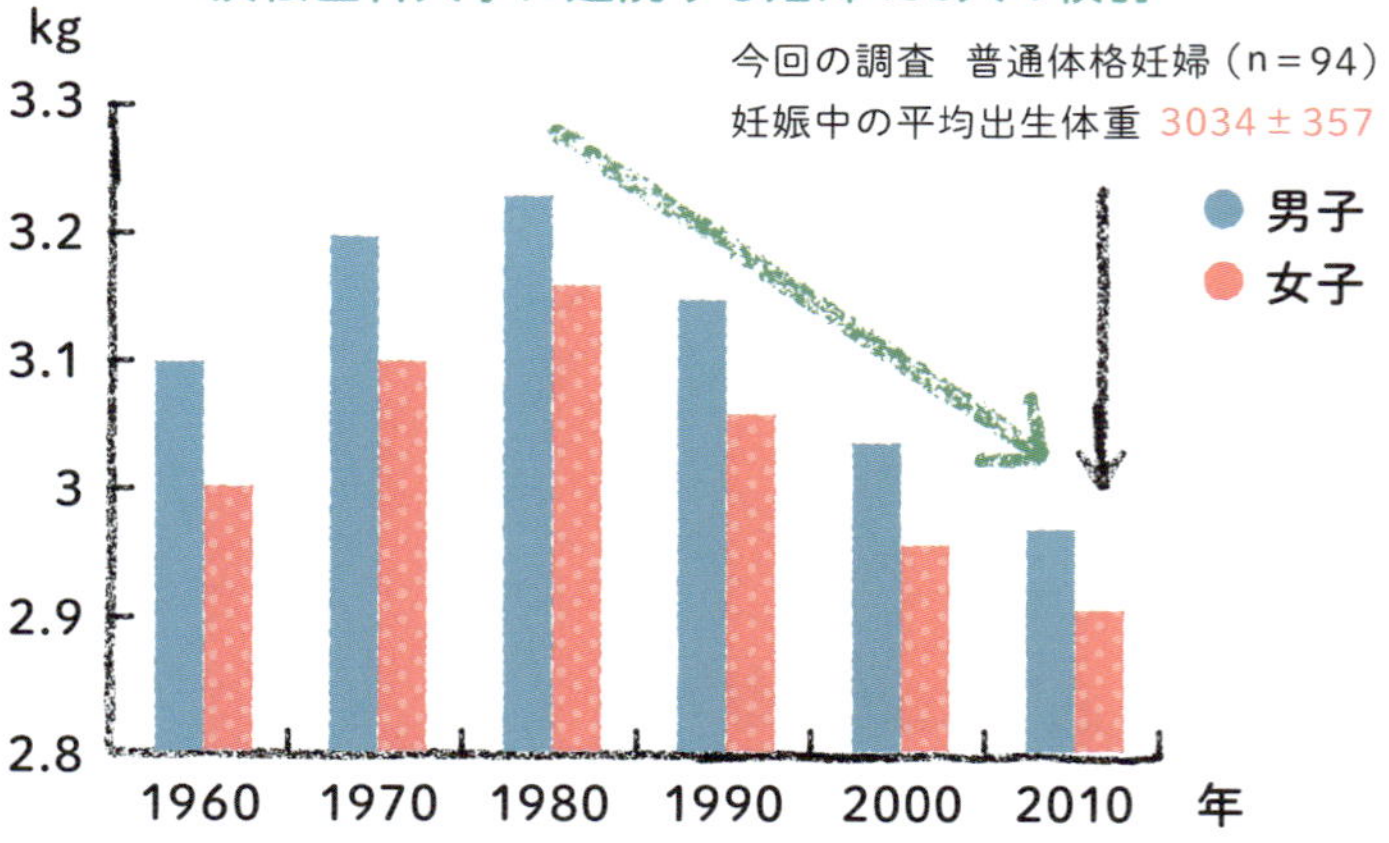

30年ほどのあいだで平均出生体重は大幅に減少。浜松医科大の調査では女児はすでに3000gを下回っています

く減少しています。

私が勤める大学病院で生まれた赤ちゃんだけを調べても、平均出生体重は1980年に約3200gあったところから減少し続け、2000年以降は女児に関しては3000gを切っています。たった30年ちょっとのあいだでこれだけ人間の出生体重が減るという現象は、他国ではあまり見られない**日本特有の問題です。**

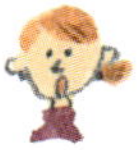

でも、「小さく産んで大きく育てる」って言いませんか？

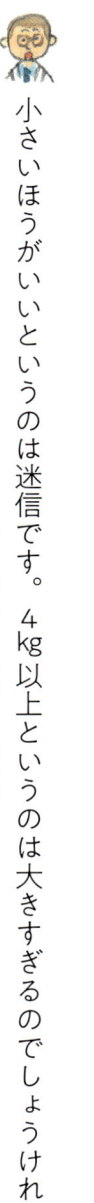

小さいほうがいいというのは迷信です。4kg以上というのは大きすぎるのでしょうけれど、健康という側面から考えれば**3000～3400g**程度が理想と言えます。

もちろん、お母さん本人の体型などによって個人差はありますし、3kg以上でなければと思いつめる必要はありません。ただ、小さく生まれることのリスクを知らないまま、「小さく産んで大きく育てればいい」と勘違いして、妊娠中に十分な栄養をとらなかったり、胎児の体重に無関心になってしまってはよくありません。

増加する「低出生体重児」がかかえるリスク

小さく生まれることにはリスクがあるんですね。

はい、リスクはあります。小さく生まれても健康に問題のない子はたくさんいますから、心配しすぎる必要はありませんが、小さく生まれることにはリスクがあるのだということは**ぜひ知っておいてほしいです。**

ひとつは、体のさまざまな発達、なかでも**脳の形成に影響を与える可能性**があること。それから、小さく生まれた子ほど将来的に肥満や高血糖、高血圧などを誘発し、メタボリックシンドロームになりやすいという研究結果もあるんですよ。

生まれた時の体重と将来のメタボや生活習慣病の発症リスクが関係するなんて……！

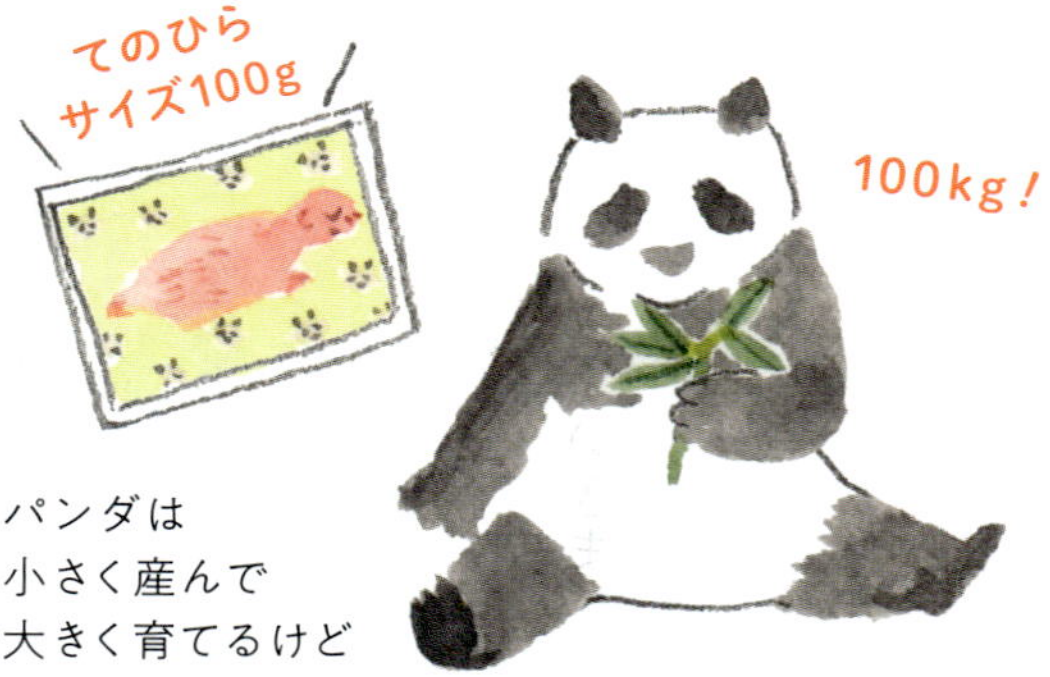

パンダは
小さく産んで
大きく育てるけど

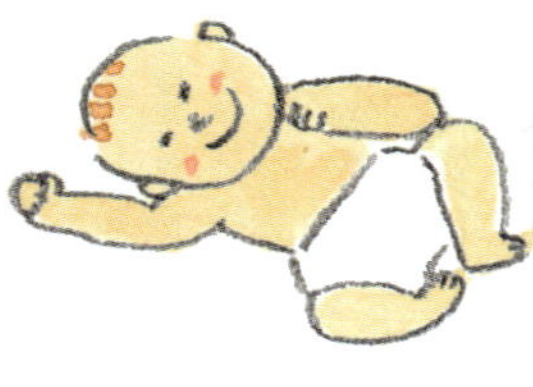

人は
「小さく産んで」と
考えなくてよい

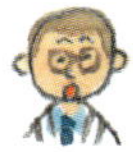

わかりやすく説明してみましょう。まず、妊娠中にお母さんが十分な栄養をとらずにいると、おなかの中の赤ちゃんも低カロリーで過ごすことになりますね。「飢餓」に適応せざるをえないため、少しのカロリーでも生きられるような体質がつくられていきます。

ところが生まれると同時に、省エネモードで過ごしていたところから、いきなり栄養をガンガン与えられる状態になります。すると、もともとエネルギーをため込む体質になっていたために、与えられた栄養は当然どんどんため込まれていきます。このようなメカニズムが、低出生体重児を肥満体質につなげているのではと言われているのです。

最近の研究では、出生時の低体重が小学生時点での肥満傾向に影響しているという結果もあります。肥満はメタボだけでなく生活習慣病などさまざまな病気につながる可能性がありますから、**どうか「小さく産んで」などとは考えないでくださいね。**

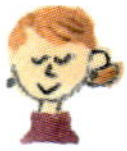

おなかの中での環境や栄養状態ってすごく大切なんですね。

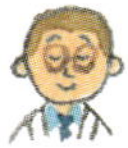

そうですね、いい赤ちゃんを産みたいと思ったら、まずは自分の体にしっかりと耳を傾け、赤ちゃんがどんな環境で十月十日を過ごすのか、想像してみましょう。

赤ちゃんが育つ環境は「胎内環境」と呼ばれ、胎児の成長や出産そのものにも深く関わってきます。第2章ではこの胎内環境についてお話します。

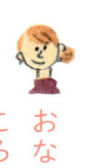

Part 2

羊水って何？ 胎内環境のきほん

”羊水の中の赤ちゃんは一畳間でリサイクル生活“

おなかの赤ちゃんはどんなところで暮らしていますか？

先ほど「胎内環境」という言葉を使いましたが、胎内環境を語るうえで最も重要なものに**「羊水」**があります。羊水=胎内環境そのものであると表現してもいいくらい大事なものです。

その羊水といっしょに赤ちゃんが入っている場所が、お母

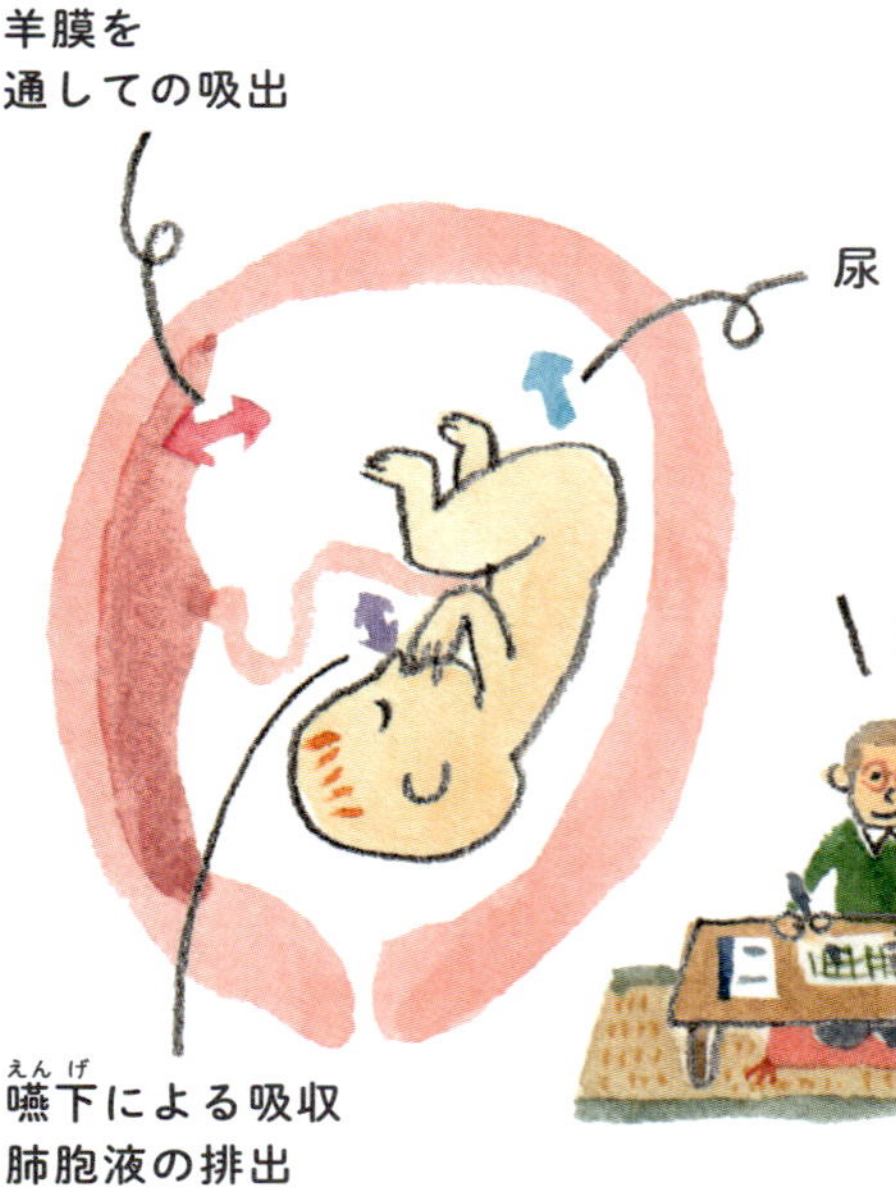

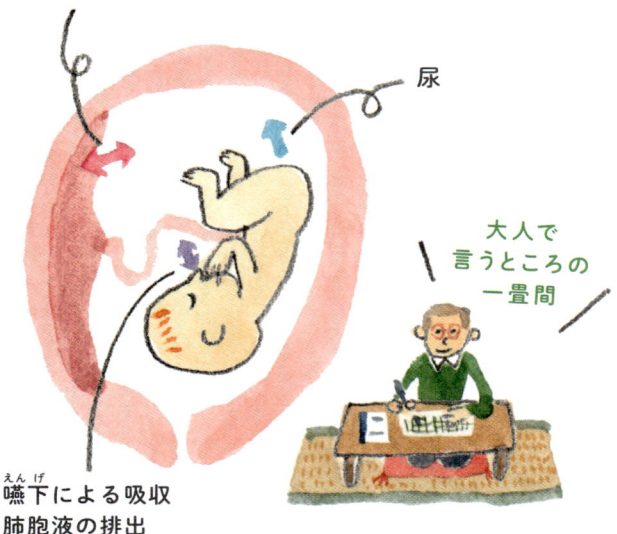

赤ちゃんはおなかの中で、飲み込んだ羊水をおしっこで排出することをくり返して暮らしています

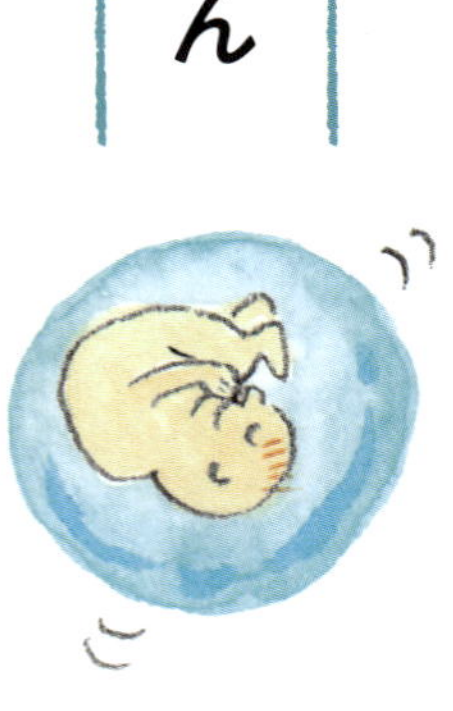

さんの子宮です。妊娠していない時の子宮はちょうど鶏のタマゴ1個分くらいの大きさですが、胎児の成長とともに大きくなり、妊娠末期には子宮の長さは5倍ほどになります。そこが赤ちゃんの部屋なわけですが、イメージとしては、私たち大人なら一畳間の部屋で暮らしていると考えると、わかりやすいかもしれません。

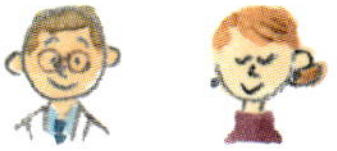

羊水はどこからきているのでしょうか？ なくなりませんか？

いつも一畳間を満たしている羊水、「どこからわいているの？ どうしてなくならないの？」と不思議に思うかもしれませんね。羊水のほとんどは胎児尿＝赤ちゃんのおしっこが占めており、妊娠後期には羊水の9割が胎児尿で構成されるようになります。

この羊水を飲み込み、胎内に吸収し、循環させるために再び尿として排出し、また飲み込む……赤ちゃんは一畳間でそんなことをくり返しています。「羊水循環」と呼ばれる究極の循環システムの中で、リサイクル生活をしているのです。

羊水の構成図

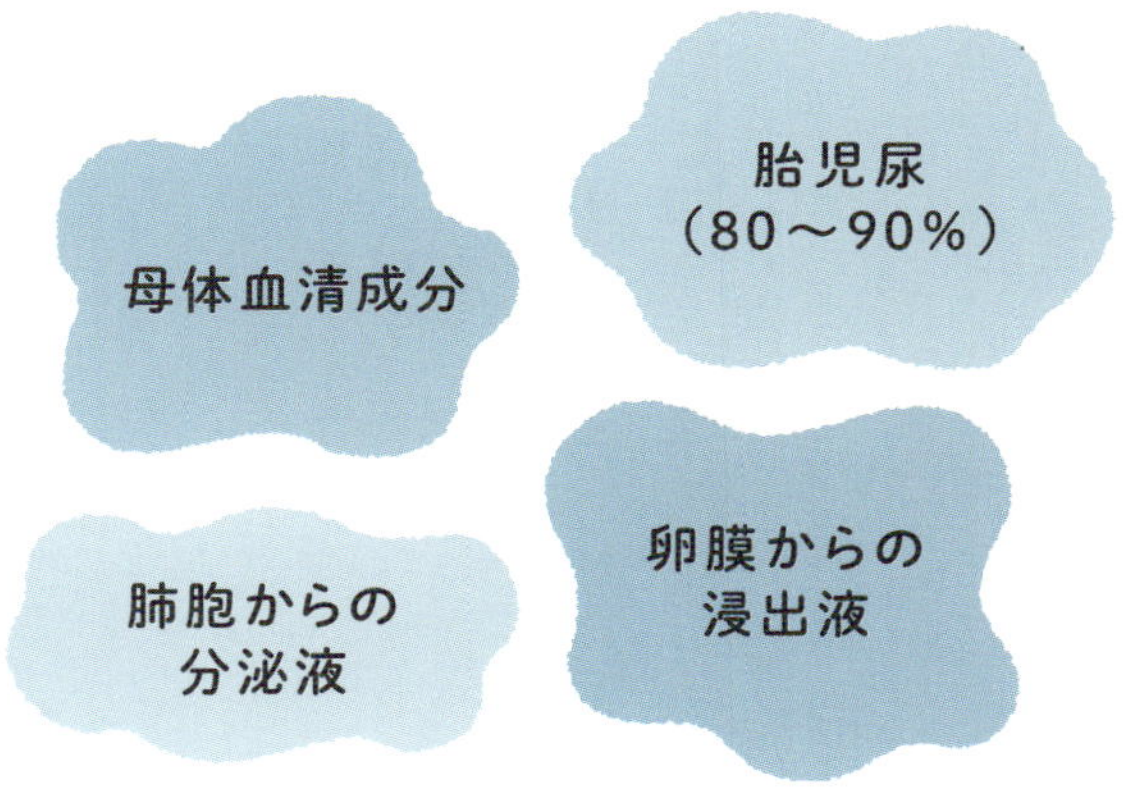

”妊娠週数に応じて羊水は増えていく“

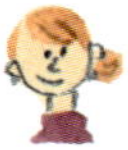

羊水はどのくらい増えるものなのですか？

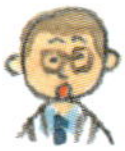

胎児尿は妊娠8週くらいから排泄されるようになり、その頃から羊水は毎週10㎖以上ずつ量が増えていきます。やがて最大量となるのがおよそ妊娠33週で、約800㎖にまで増えます。その後は37週までほぼ一定の量を保ち、39週以降になると今度は減少していきます。

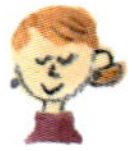

そして、赤ちゃんが生まれる時に全部なくなるのですね。

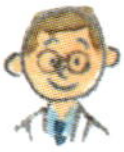

ごく正常なお産の場合、羊水が体外に出てくるタイミングは、陣痛がきて子宮口が10㎝くらいまで開いて、いよいよ生まれる寸前、赤ちゃんを包んでいた卵膜が破れる時です。いわゆる「破水」が起きます。牛のお産を見たことがある人もいるかもしれませんが、牛は赤ちゃんが卵膜にくるまったまま生まれてきて、お母さんがその卵膜を破ることで破水させます。

ということで、人間の場合は**出産の直前に破水するのが正常分娩**ですが、なかには陣痛の兆候が来る前に破水する「前期破水」や、子宮口が開く前に破水する「早期破水」を起こしてしまう場合もあります。

妊娠週数に応じた羊水量のおおよその変化

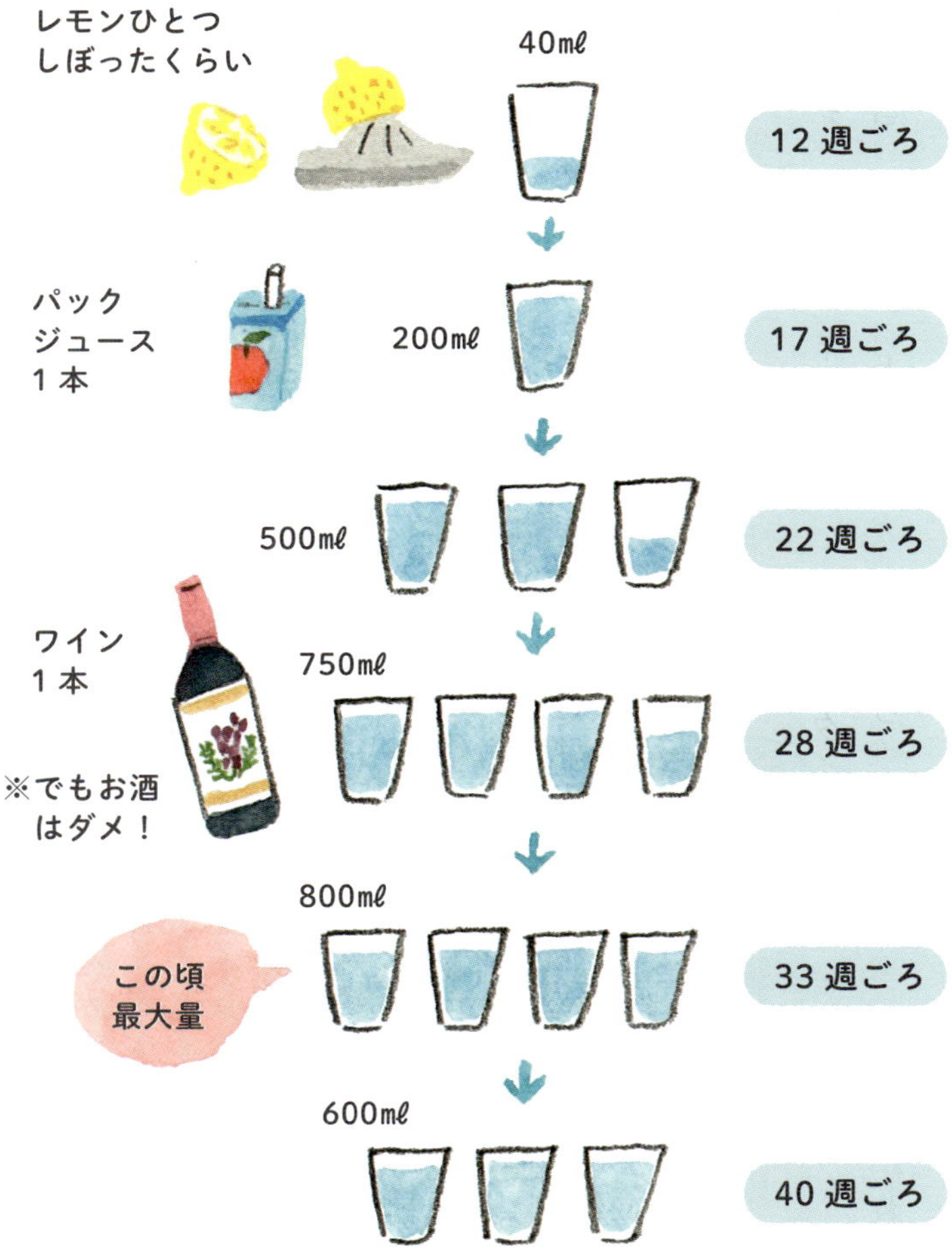

12週ごろ40mℓほどしかなかった羊水も、33週ごろのピーク時には約800mℓほどにまで増加。その後、出産に向かって少しずつ減少していきます

”羊水にはたくさんの役割がある“

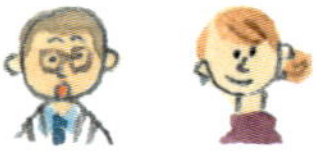

羊水は赤ちゃんの栄養のためにあるものですか？

それだけではありません。羊水自体に栄養成分が含まれているだけでなく、たとえば肺や消化管など、臓器の発育・発達にも羊水が大きく関わっていると考えられます。それから、羊水があることで赤ちゃんが十分に動き回ること（胎動）ができ、筋肉や骨格の発達につながっています。

発育の側面だけでなく、外的な衝撃から守る緩衝作用、胎児の体温を一定範囲内に保つ保温といった役割も果たしています。また、詳しくは次章でお話しますが、羊水中の成分が細菌の感染や早産防止にも影響していると言われているんですよ。

蓚酸カルシウムの結晶産生を羊水は抑制するか？

実験：蓚酸カルシウムの結晶産生を羊水は抑制する

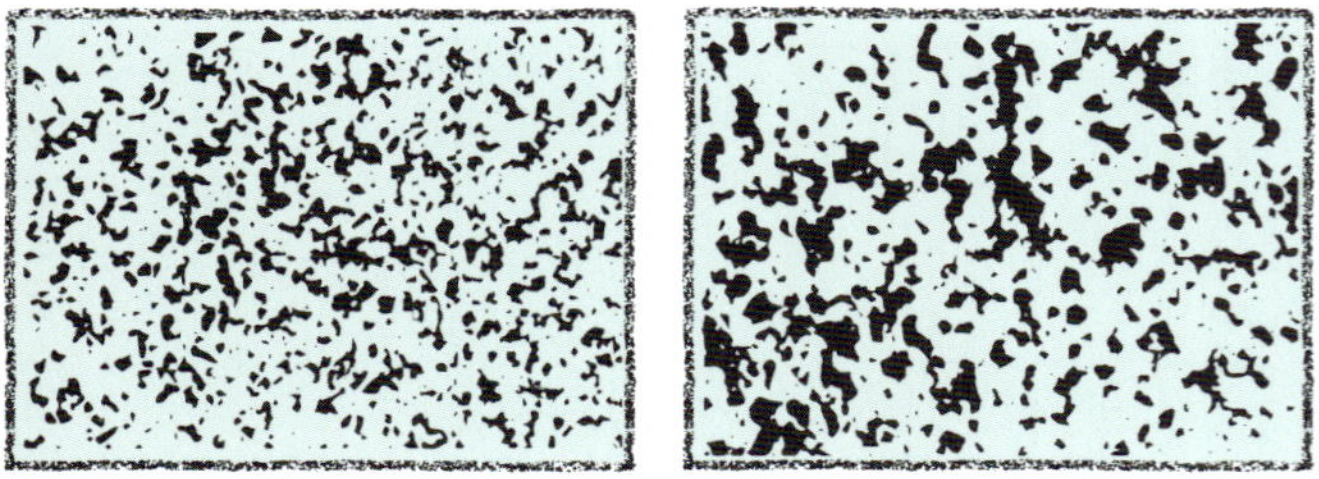

羊水添加　　生理食塩水

羊水は水をさらさらにして結晶成分ができることを
抑制しているのがわかりました

たくさんの役割がある羊水、すごく大切なものですね……！

羊水はすごいんですよ。循環がスムーズに行われるように、**さらさらの水**を保とうと結晶成分が出てこないようにもなっています。赤ちゃんが快適に過ごせるように、きちんとできているんですね。

私たち大人の暮らしも生活環境によってさまざまな影響を受けるのと同じように、胎児も生活環境からたくさんの影響を受けます。胎児の生活環境は羊水ですから、やはり**羊水はとても大切なもの**です。

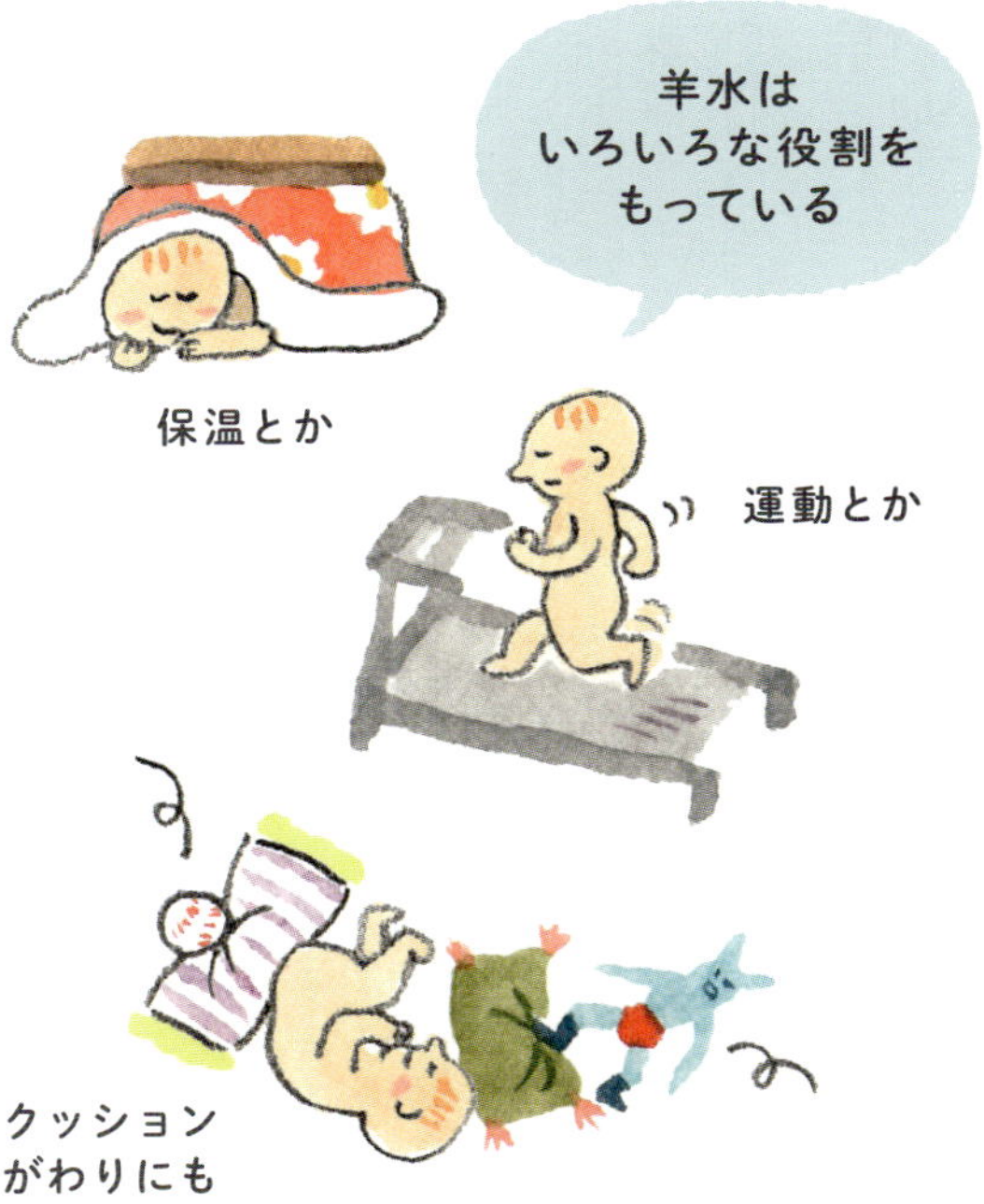
羊水は
いろいろな役割を
もっている
保温とか
運動とか
クッション
がわりにも

羊水は、赤ちゃんが元気に、気持ちよく、安全に育つために欠かせないものなのですね

そこで第3章では、「いい羊水」とは何かをひも解きながら、赤ちゃんが十月十日を気持ちよく過ごせる胎内環境づくりについて考えていきましょう。

Part 3

いい羊水で、いい赤ちゃんを育てるために

”抗菌作用に活性酸素抑制能も！ 羊水の力“

羊水にも、いい・悪いがありますか？

羊水の「いい・悪い」は、たとえば胎児のうんち＝胎便が混ざって汚れている羊水、病気の原因になる細菌が増殖している羊水、炎症を起こす物質が混ざっている羊水などをよくない羊水とすることで判断します。つまり、このような**混濁や混入のない正常な羊水**を、「いい羊水」としているわけです。

羊水を長い間研究してきた者として、もう一歩踏み込んで「いい羊水」を掘り下げると、正常な羊水であることを前提としたうえで、**①胎児を守る物質がたくさん含まれている**、**②水そのものが活発に活性化している**といった点をクリアしているのが、より「いい羊水」であると言えます。

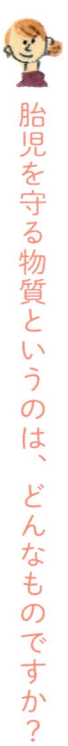

胎児を守る物質というのは、どんなものですか？

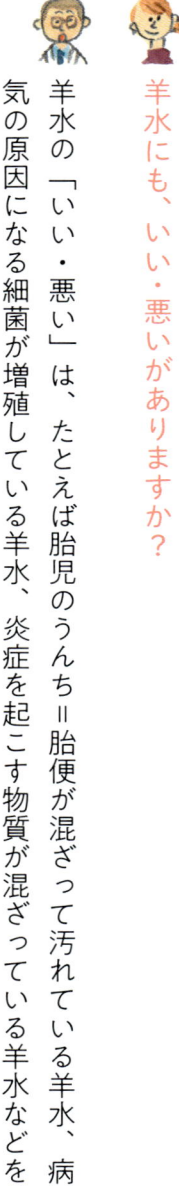

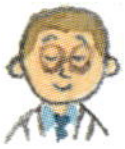

まず、羊水にはどのような成分が含まれているかをお話しましょう。

羊水の主な成分は、水分、電解質、アミノ酸、脂質、糖分です。羊水の成分は妊娠週数で少しずつ変化し、たとえば胎児尿が増えるとともに尿素や尿酸は増加していきます。

そのほかに、胎児を細菌感染から守る抗菌物質や免疫物質も含まれています。赤ちゃんを守るために病原菌を増殖させない力や炎症を抑える力が、ちゃんと羊水そのものにあるんですよ。

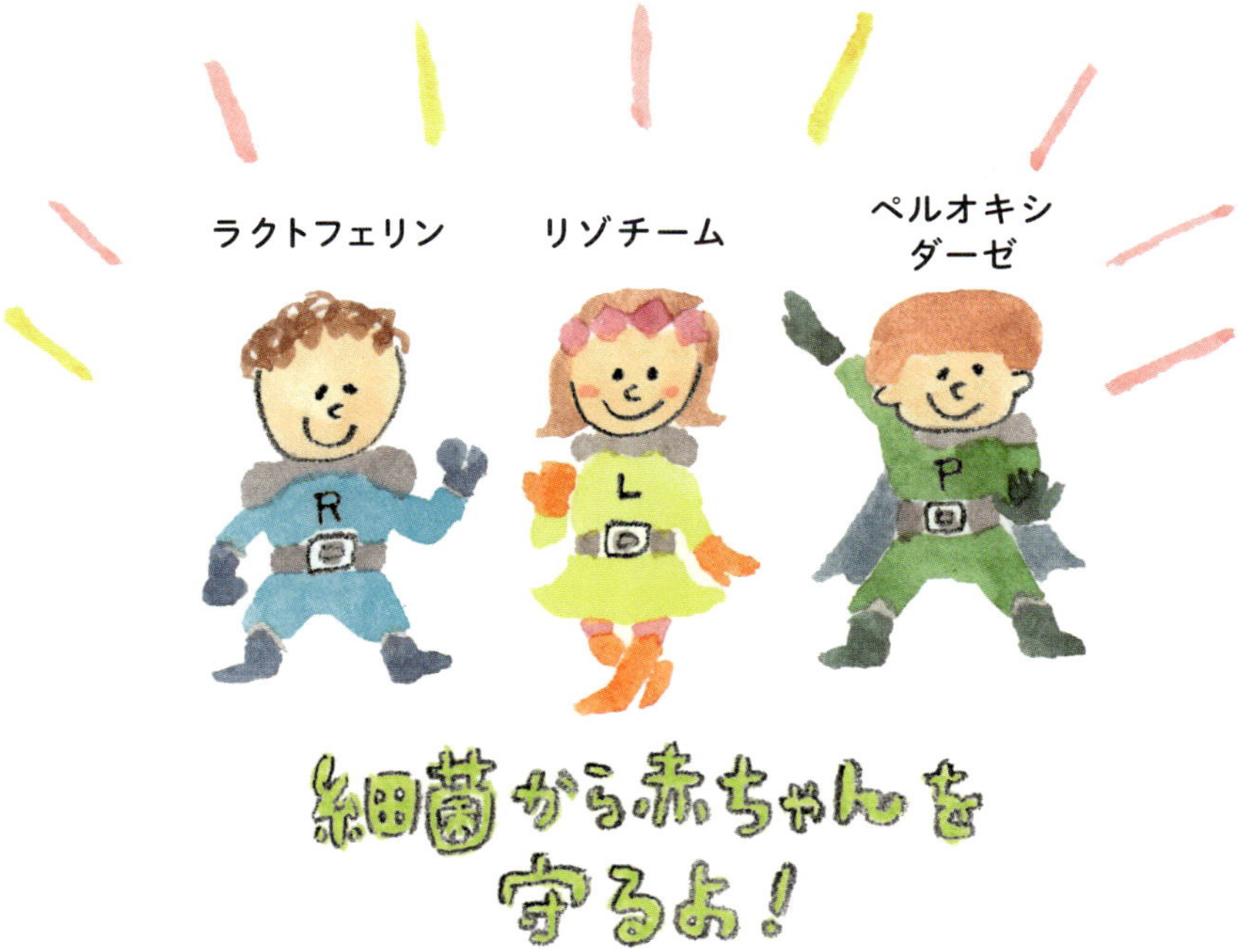
ラクトフェリン
リゾチーム
ペルオキシダーゼ
R
L
P
細菌から赤ちゃんを守るよ!

羊水の中には頼もしい抗菌物質たちがたくさん住んでいます

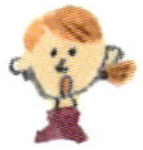

羊水は抗菌作用のある水だなんて、うまくできていますね……！

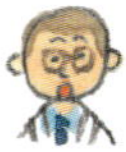

それだけじゃないですよ。体を守るシステムを「生体防御機構」と呼ぶのですが、胎児の生体防御機構に大切な役割をもつ物質が、ほかにもたくさん含まれているんです。

活性酸素という言葉を聞いたことがあるでしょうか？女性のみなさんはエイジングケアの話などで耳にしたことがあるかもしれませんね。老化の原因のひとつとされているのが活性酸素ですが、羊水には、この活性酸素を抑制する力があるという研究もあるんですよ。

実験によると、羊水濃度が高けれ

羊水の活性酸素抑制能

Uchida T, Kanayama N et al J Reprod Immun 2010

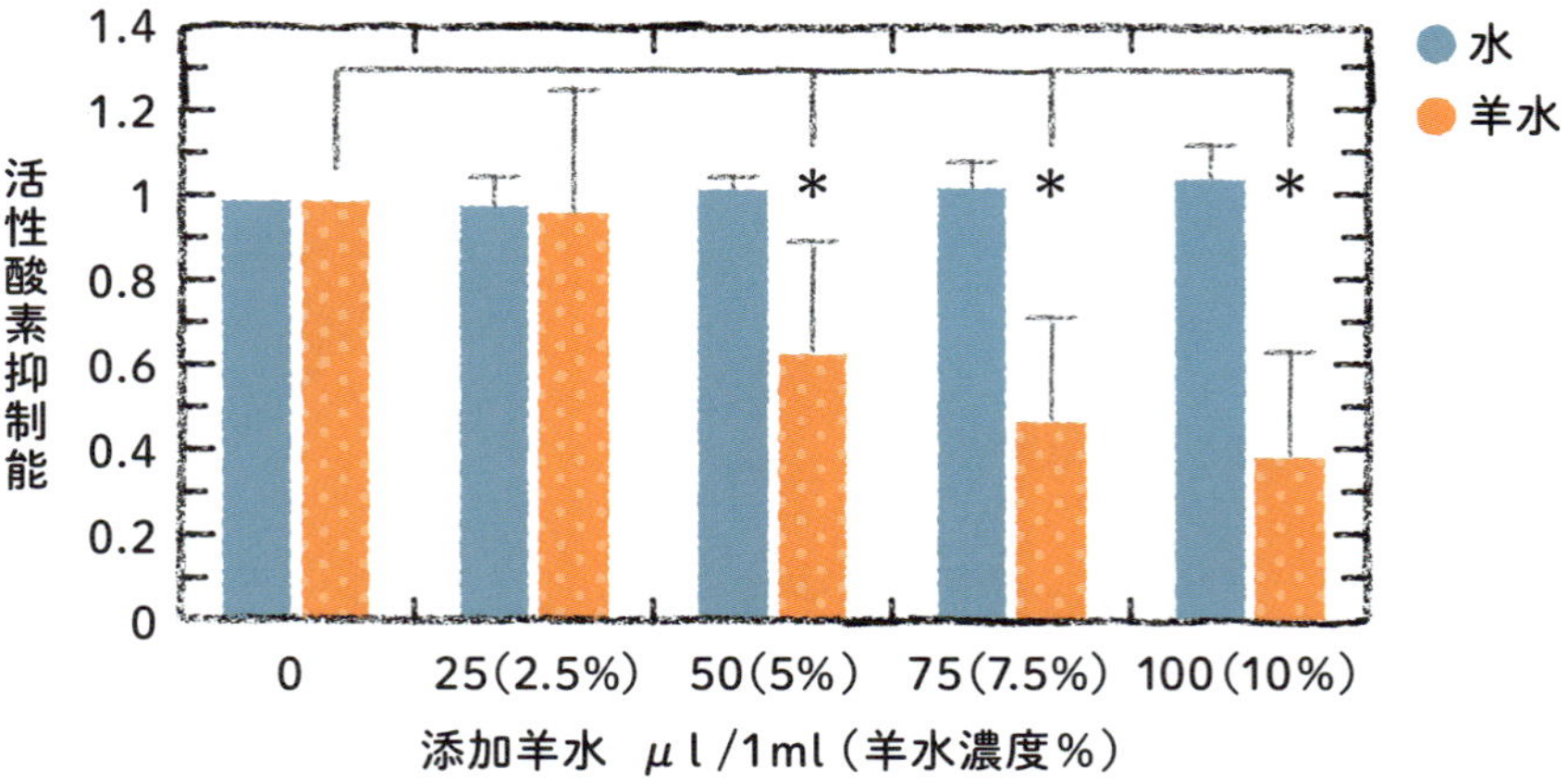

活性酸素は老化の原因といわれていますが、細胞に羊水を加えると羊水濃度が高ければ高いほど細胞からの活性酸素を抑制します

ば高いほど、細胞からの活性酸素を抑制する力が大きくなるようです。なぜこのような作用が起きるのかは、羊水中のミネラルに由来している可能性が考えられます。さまざまなミネラル物質が含まれる羊水のなかでも、マグネシウム、亜鉛が活性酸素抑制能の役割を果たしているのではないかということを私たちは報告しています。

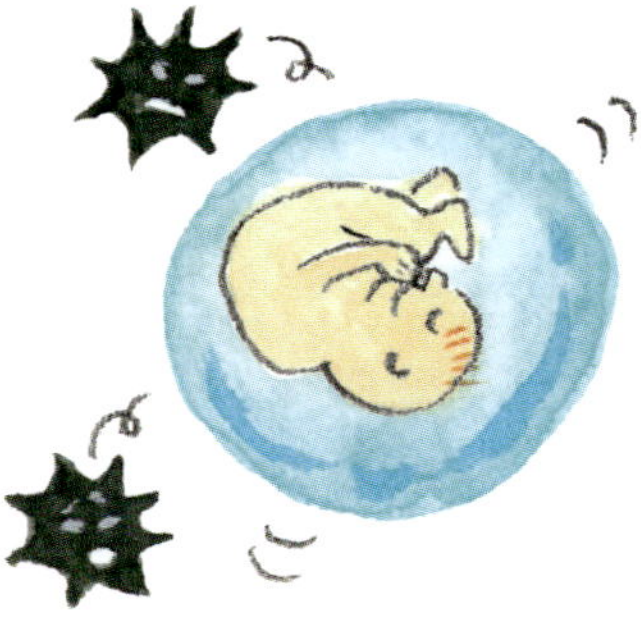

羊水中のミネラル

	羊水	血清
ナトリウム	124	181
カリウム	4	2.5
マグネシウム	0.7	0.4
鉄（2価）	0.007	0.000004
銅	0.004	< 0.0001
亜鉛	0.005	/
カルシウム	1.9	2.7
pH	7.0	7.8

ナトリウム124mmolに換算、単位mM

”羊水は海洋深層水や有馬温泉に似ている？“

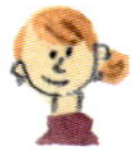

羊水に近い水って身の回りにもあるのですか？

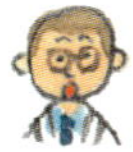

いのちを育む羊水は独自のバランスを備えた特別な水ではありますが、成分という点に着目した場合、近い水はありそうですね。

羊水の成分の主な特徴は

- うすい塩味
- 中性～弱酸性
- ミネラル（とくに亜鉛や鉄など）が豊富

という3点です。その条件にもっとも近い水はおそらく海洋深層水ではないでしょうか。

羊水と各温泉の成分比較図

	羊水	川根	有馬	県外有名温泉
ナトリウム	124	181	237	5
カリウム	4	2.5	5.0	0.08
マグネシウム	0.7	0.4	1.6	なし
鉄（2価）	0.007	0.000004	0.0002	なし
銅	0.004	< 0.0001	< 0.0001	なし
亜鉛	0.005	/	0.005	なし
カルシウム	1.9	2.7	0.8	0.09
pH	7.0	7.8	7.2	8.9

ナトリウム124mmolに換算、単位mM

もっと身近なところでは、温泉も羊水に近い成分でできています。いろんな温泉の成分を羊水と比較してみたところ、どうやら兵庫県にある有馬温泉や静岡県の川根温泉などが比較的羊水に近い成分だとわかりました。

羊水は有馬温泉！
赤ちゃん、とってもきもちよさそうですね。

そうですね。きもちよさの理由は、**これもまたミネラルに由来しているのではないか**と考えられます。

ふつうの水道水を沸かしたお風呂と有馬温泉では、温まり方もきもちよさもまるで違いますよね。これは、鉄や亜鉛、カリウム、マグネシウムといったミネラルによって、水そのものが活性化（水の分子が分散）していることからきています。羊水や有馬温泉はそのミネラルのバランスがとくに絶妙であるというわけです。

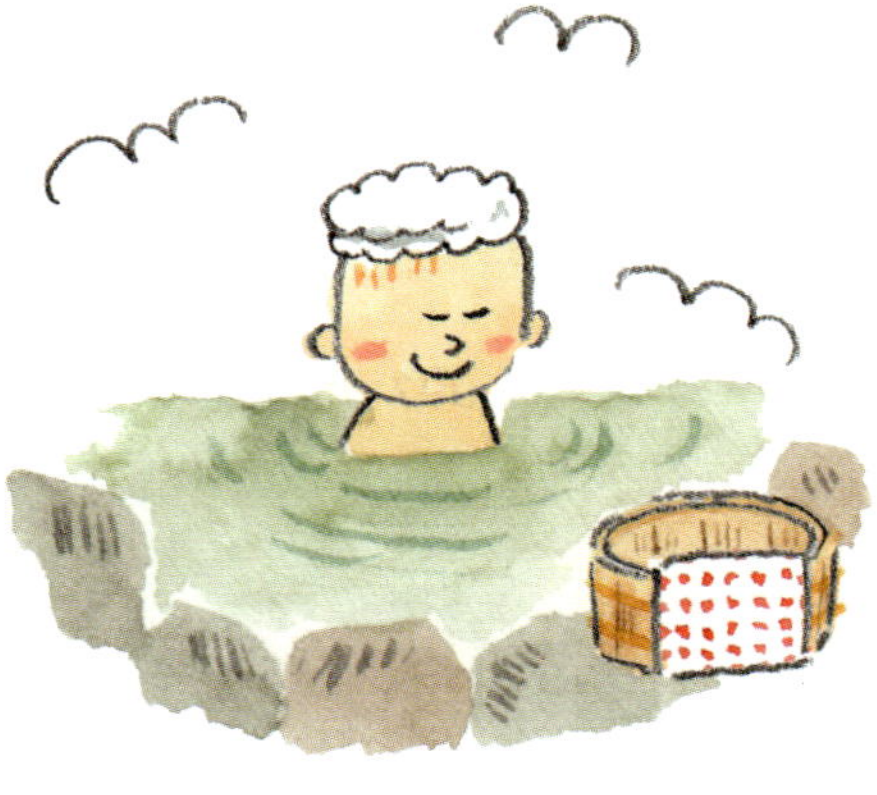

いろんな温泉がある中で、ナトリウムやカリウムなどのバランスから「有馬温泉」が羊水に近いと判明

温泉と同じように羊水も水が活性化しているのですか？

はい、そう考えて実際に羊水を解析したことがあります。NMRという装置を使って、水道水、羊水、雪解け水、それぞれの水の分子がどのくらい分散するのかを調べてみました。すると、水道水に比べて羊水はより活性化していることが確認でき、雪解け水はさらに活性化していることがわかりました。

^{17}ONMRによる各種水の変化

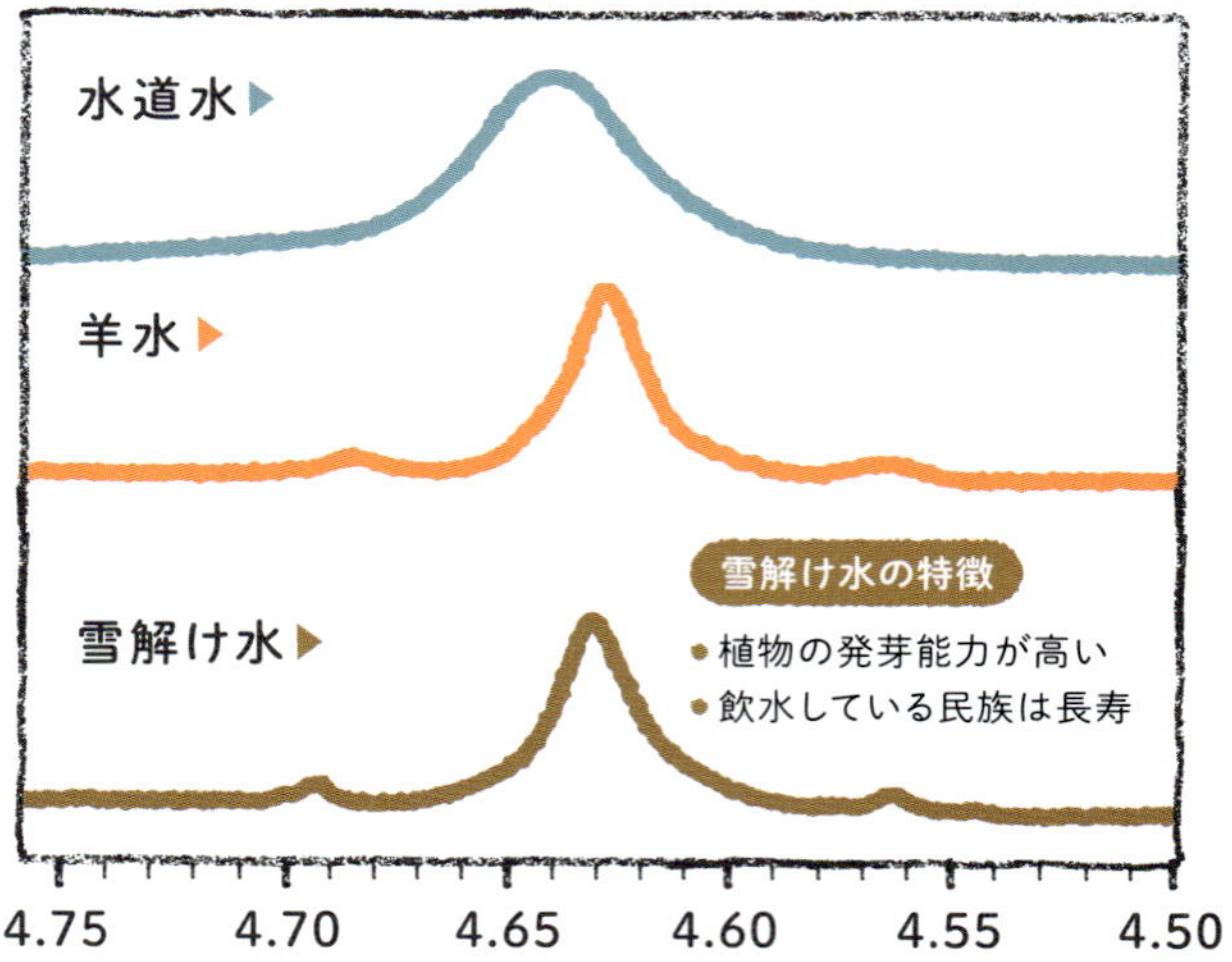

グラフの半値全幅が狭いほど、水は活性化していると言えます

植物を発芽させるための雪解け水（石や岩にぶつかって流れ落ちる間にクラスターが小さくなる（分子の結合が弱くなる）のでは）には、やはり発芽能力の高さが水そのものに備わっている（盛んに活性化している）んですね。また、因果関係は明確ではありませんが、雪解け水を飲んでいる民族は長寿の傾向にあるという話も聞いたことがあります。

そして雪解け水ほどではないにせよ、羊水も水そのもの＝H２Oがクラスター化（分子同士がくっつき合うこと）せずにバラバラになり、活性化していると言えます。実際にわたしたちは論文として、亜鉛とマグネシウムを一定の濃度で組み合わせると水が活性化し抗酸化作用をもつことを発表しています。

3つの水の活性化の違い

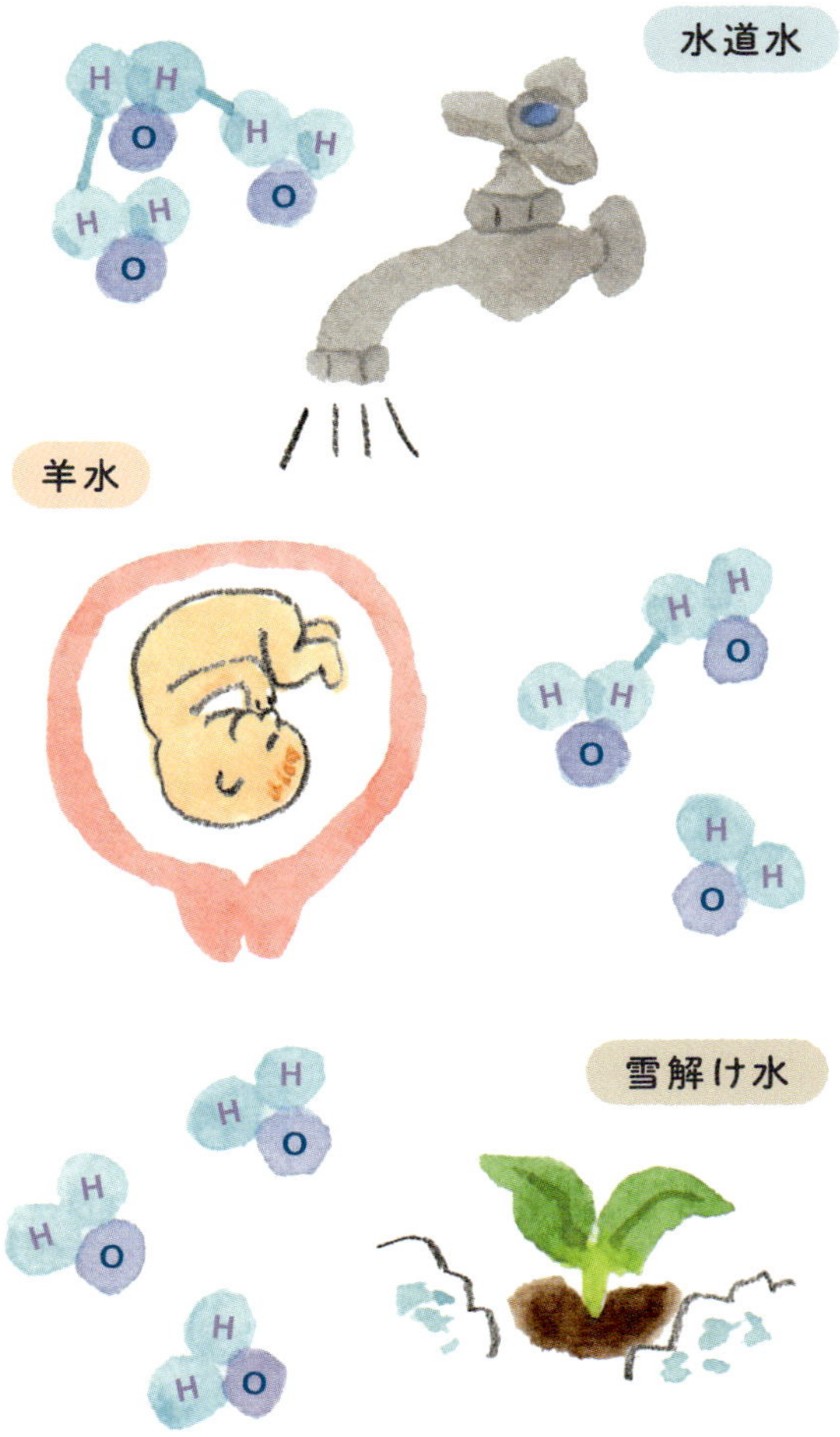

それぞれの水に対する分子のイメージはこんな感じ？

”早産を抑制する羊水中のトリプシンインヒビター“

羊水のいい・悪いは、おなかの赤ちゃんに影響しますか？

それはなかなか難しい質問ですね。これまでお伝えしてきた通り「いい羊水」とは、水そのものが活性化していて、胎児を守る生体防御物質がたくさん入っている羊水なのですが、その質の差がどこまで胎児に影響を与えるのかは明らかではありません。

ただ、生体防御物質の量は、もちろん**少ないよりも多いほうが赤ちゃんにとっては好影響**だと想像できます。

生体防御物質のひとつには早産を防ぐ物質もありますので、**そうした物質が十分に含まれている羊水**のほうが、より胎児を安全

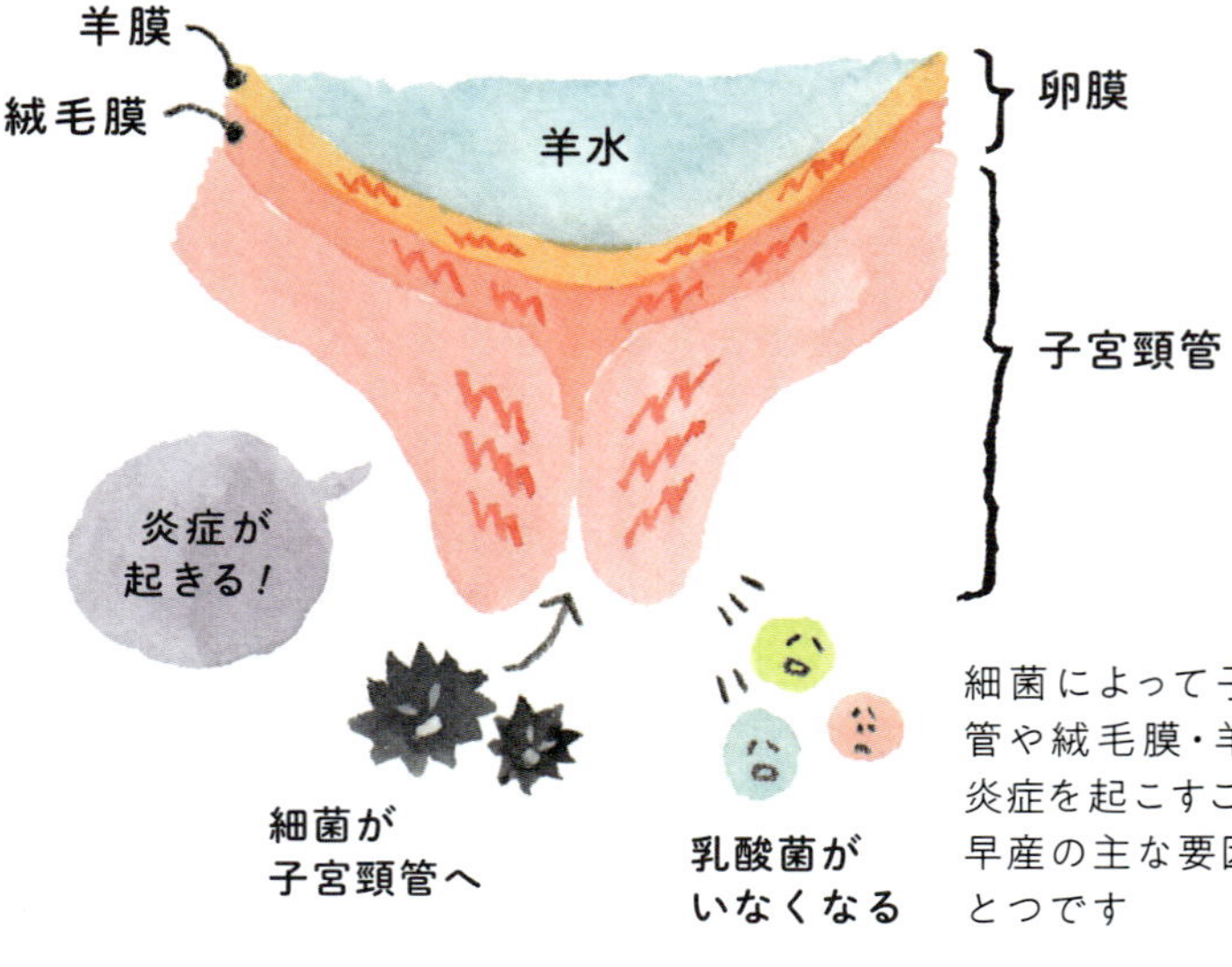

細菌によって子宮頸管や絨毛膜・羊膜が炎症を起こすことが、早産の主な要因のひとつです

に、十月十日守ってくれると考えられます。

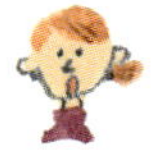

早産って、羊水とは関係のない問題かと思っていました。

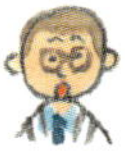

早産というと、テレビドラマなどで時々見かけるように、妊婦さんが無理して体を動かしたり、転んだはずみに起きるようなイメージがあるかもしれません。ところが実際のところ早産というのは、子宮頸管や絨毛膜・羊膜といった赤ちゃんを包む**卵膜の炎症が原因**で起きることが最も多いのです。

羊水の中には元来、そうした炎症を防ぐための物質が含まれていて、代表的な物質に**「トリプシンインヒビター」**と呼ばれるものがあります。このトリプシンインヒビターは、羊水を構成する胎児尿の中にとても多く含まれているんですよ。

胎児尿由来のトリプシンインヒビターはタンパク質の一種で、羊水中の炎症を制御しています。その働きによって、破水や子宮収縮を引き起こし、早産の原因となる「絨毛膜羊膜炎」の発生を予防していると考えられています。

**各種尿における
トリプシンインヒビターの量**

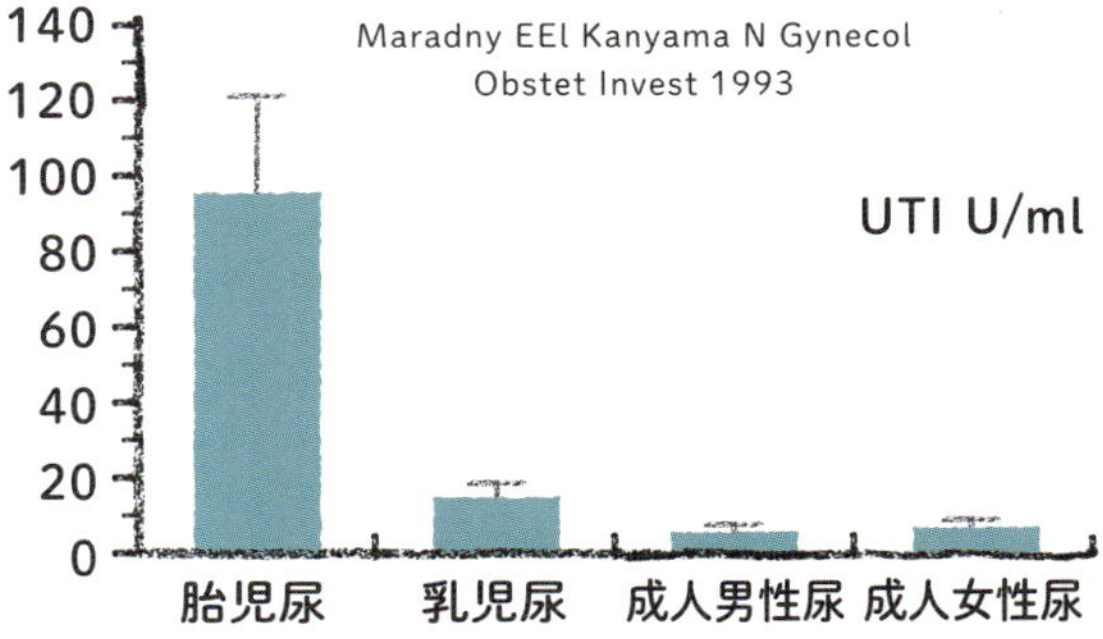

乳児と比べても格段に多いのが胎児尿。トリプシンインヒビターが多いことが、いかに胎児尿（羊水）の特徴であるかわかります

”早産を予防するカギは乳酸菌？“

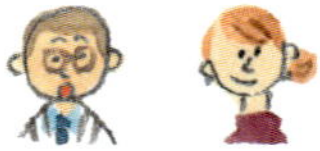

早産を起こす炎症は、どんな時に起きるのですか？

多くの場合、子宮頸管や卵膜などの炎症は細菌の感染によって起きます。感染のルートは外から細菌が入ってくるケースと、何らかの理由で母体の中で細菌が増殖してしまうケースの2通りがあります。

外から入ってくるケースは、たとえば、温水式洗浄器の使いすぎもそうです。短時間ならよいと思いますが2分も3分もやるのは感心しません。トイレでおしりを洗う際に、肛門に当たった洗浄水が腟内に入り、大腸菌などの雑菌を運んでしまうというリスクが考えられます。同様に妊娠中の性交も雑菌を運び、なおかつ精液自体に子宮収縮を起こす可能性もありますので、**きちんと避妊具を使用することが大切です。**

乳酸菌の有無と早産率

Sakai et al Am J Repro Immun 2004
Hamamatsu Univ. Sch. of Med.

乳酸菌	なし	有り	OR（95% Cl）	P-value
早産率	12/101（11.9%）	14/400（3.5%）	3.7（1.66-8.31）	0.0007

乳酸菌を保有しているほうが早産率がより低くなることがわかります

また女性は尿道口付近まで酸性となっていますので外陰部はなるべく中性のボディソープで洗わないこと、酸性のボディソープで洗うことが腟炎の予防になります。最近では腟内と同じpH4・0のボディソープも販売されていますので、腟をきれいにするにはそのようなボディソープを使うのもよいでしょう。

一方、体の内側で細菌が増殖してしまうケースには、腟内の乳酸菌が関わっているのではないかと最近の研究でわかってきました。

乳酸菌……ですか?! どういうことなのでしょうか。

ふだんから、正常な腟には乳酸菌がたくさんいるんですよ。乳酸菌によって腟内を弱酸性に保ち、雑菌の増殖を抑えているのです。

この乳酸菌が、ストレスや重労働などさまざまな理由で減ってしまうと、腟内で炎症や感染が起きやすくなり、それが子宮頸管炎、さらには絨毛膜羊膜炎へと進展してしまうおそれがあります。その結果、早産を起こす可能性が高くなるのです。正常な腟の状態を保つことが重要だということです。

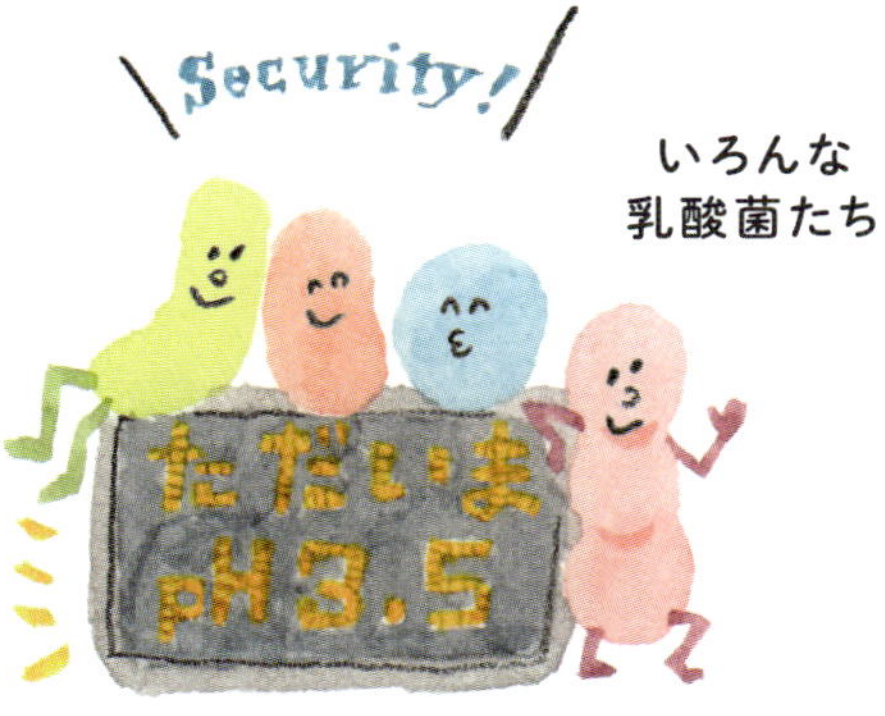

乳酸菌が腟内を弱酸性に保っています

”近年増える帝王切開。自然分娩のメリットを知っておくことが大切！“

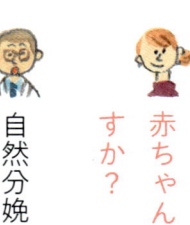

ストレスがそんなかたちで影響するとは知りませんでした。

乳酸菌が減ってしまうだけでなく、ストレスはお母さんの血液循環を悪くしますから、当然ながら子宮内の羊水循環も悪くなります。ストレスはひとつもいいことがありません。

それから、膣内の乳酸菌といえば、産道を通る赤ちゃんの皮膚にも影響を与えると言われているんですよ。

赤ちゃんが生まれるときに、乳酸菌が何か関係するのですか？

自然分娩（経膣分娩）で赤ちゃんが生まれる場合、産道を通るときに膣内の乳酸菌を皮膚に付けて出てきます。この乳酸菌シャワーを浴びて出てくることで、出生後の皮膚が強く保たれるとされています。産道を通らない帝王切開分

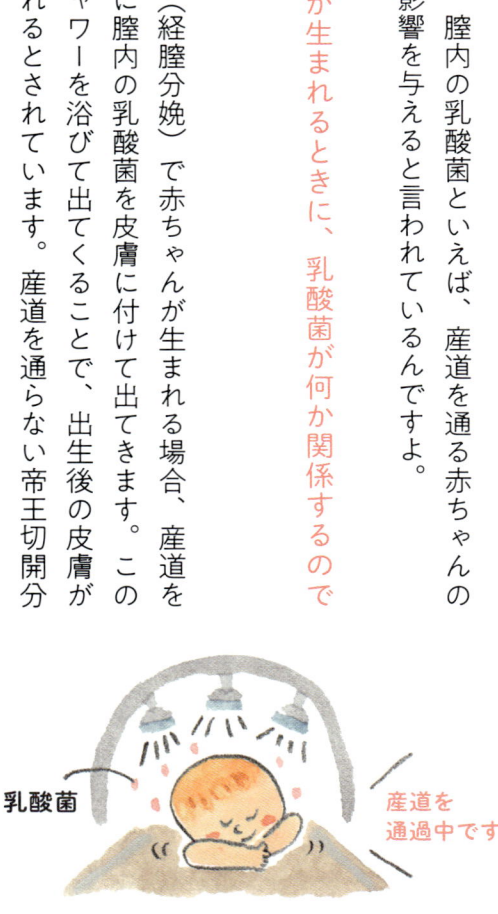

赤ちゃんは産道で乳酸菌シャワーを浴びて出てきます

娩では、赤ちゃんの皮膚に乳酸菌がつきません。

帝王切開も自然分娩も赤ちゃんにとっては変わりないと思っていました。

近年は難産が増えていることから、帝王切開の件数も増加傾向にあります。お母さんと赤ちゃんが安全な状態で出産を迎えることが何よりも大切で、そのために帝王切開を選択せざるを得ない場合は、もちろん帝王切開での分娩が最善の策です。

ただ、赤ちゃんが狭い産道を通って生まれてくることには、それなりのメリットがあることも事実です。胎児は分娩（陣痛）開始後、**肺を満たしていた「肺胞液」を、産道を通りながら時間をかけて排出していきます。それにより肺を刺激させることで、出生後の呼吸に備えています。**帝王切開の場合は、この肺胞液の排除が十分に行われないことで、呼吸障害を引き起こすケースが自然分娩よりも多いとされています。

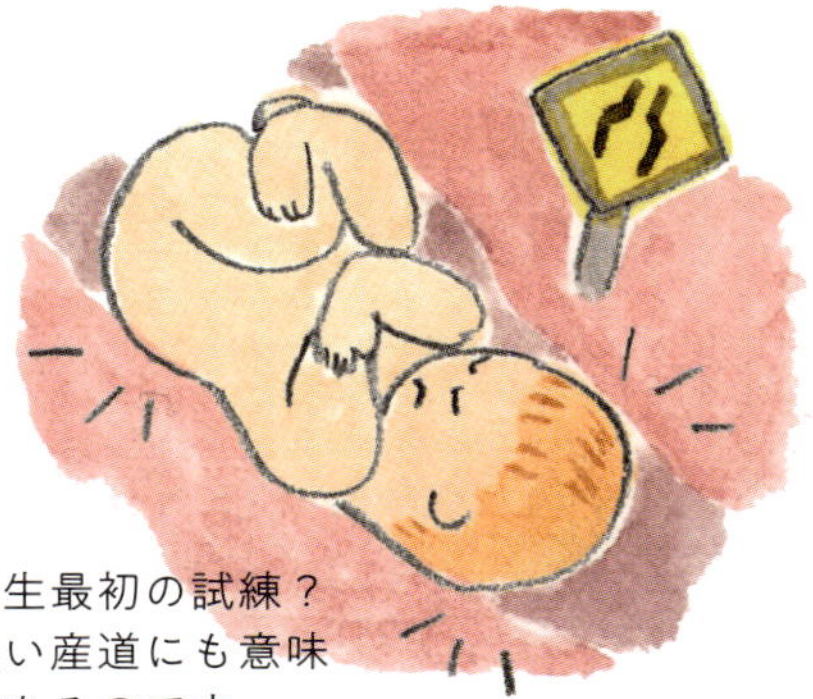

人生最初の試練？
狭い産道にも意味があるのです

また、呼吸器以外にも、産道を通るときのほどよい低酸素刺激が脳によい影響を与えているのではないかと私は考えています。ですから、**できる限り自然分娩で出産すること、そこにはさまざまな意味があることを知っておいてほしいです。**

”「いい羊水」をつくる食生活とは？“

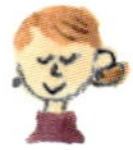

知れば知るほど、体のすばらしさ、あたりまえに出産することの尊さを感じます。いい羊水、いい胎内環境づくりのためにできることはありますか？

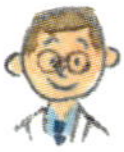

赤ちゃんにとっては、羊水そのものが胎内環境と言っていいほど大切なもので、その羊水を構成するほとんどが胎児尿だとお話ししましたね。

その胎児尿はどこから来るのか？　突き詰めていけば、やはり**お母さんが摂取する食事や水なのです。**わたしたちの皮膚や細胞をつくるのが、わたしたちが食べた食事や水であるのと同じことです。

トランス脂肪酸を多く含む食品の例

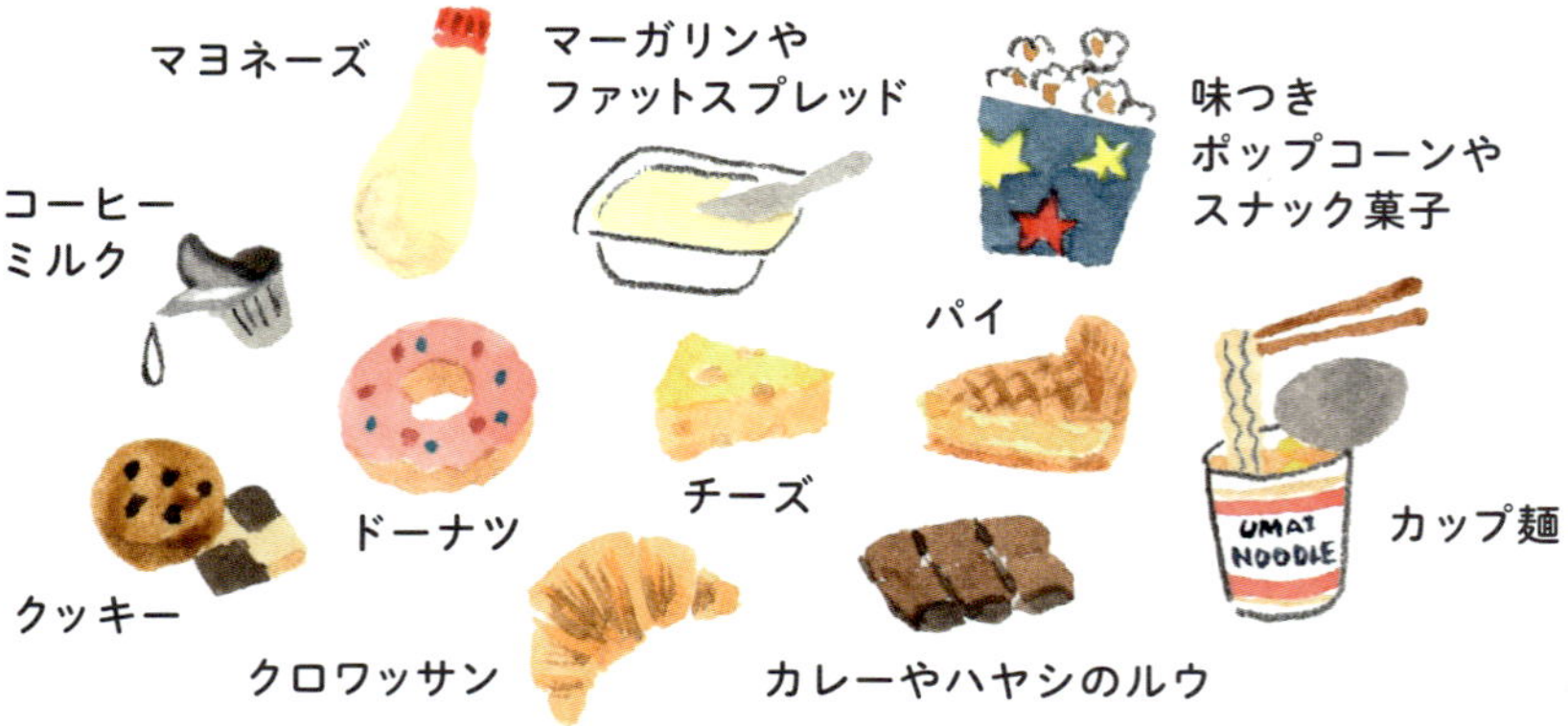
マヨネーズ
マーガリンやファットスプレッド
味つきポップコーンやスナック菓子
コーヒーミルク
パイ
ドーナツ
チーズ
カップ麺
UMAI NOODLE
クッキー
クロワッサン
カレーやハヤシのルウ

このほか、市販の菓子パンや焼き菓子などによく使われる「ショートニング」にも多くのトランス脂肪酸が含まれています

参考：農林水産省 Web サイト
(http://www.maff.go.jp/j/syouan/seisaku/trans_fat/t_kihon/content.html)

ですから、バランスよくいい物を食べることは本当に大切です。ジャンクフードやインスタント食品、スナック菓子など、細胞膜を傷めるとされるトランス脂肪酸を多く含む食事を控えること、たとえばパンを食べる際、マーガリンをやめてバターやオリーブオイルにするといった小さな心がけから始めてみてください。

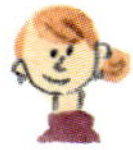

妊娠中に積極的に食べたほうがよい食品は何ですか？

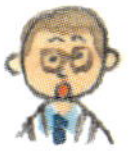

腟内の乳酸菌が大切だということをお話してきましたね。胎児を守るために、乳酸菌もたくさん増やしたいところです。特徴ある乳酸菌を含む強化ヨーグルトや、乳酸菌を含む発酵食品も心がけて摂るのがおすすめです。

野菜に多く含まれるビタミンB1、B2、B6、B12、葉酸も積極的に摂りましょう。また、ビタミンDの不足は切迫早産のリスクを増加させるという研

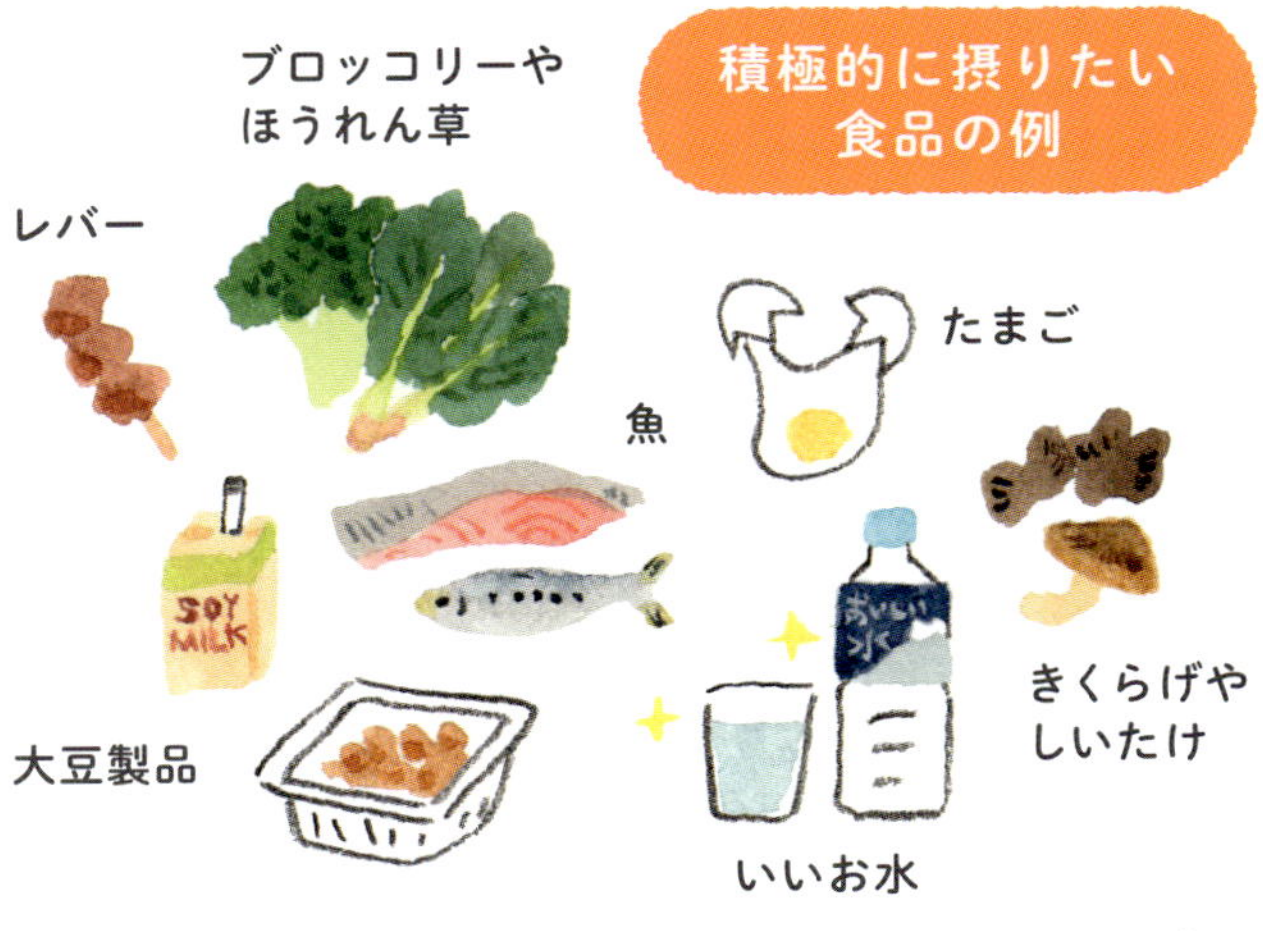
積極的に摂りたい食品の例
ブロッコリーやほうれん草
レバー
たまご
魚
SOY MILK
きくらげやしいたけ
大豆製品
いいお水

緑黄色野菜やきのこ類、良質なタンパク質を積極的に食べましょう。水もできるだけ質のよい水を心がけられるとよいですね

究データもあります。ビタミンDは魚類、きくらげ、シイタケなどに多く含まれます。大豆製品も血液循環を改善するアミノ酸成分を含みますので、多めに摂るといいですね。

それから、葉酸は妊娠に必須のビタミンです。欠乏すると先天異常のひとつである二分脊椎などの発生頻度が上がります。先進国では日本だけが二分脊椎の発生率が上昇しています。欧米などでは葉酸がパンなどに添加されていますが、日本では穀類に葉酸は添加されていません。1日に必要な葉酸の量は0・4mgで、野菜だけで摂取するのは大変です。ぜひサプリメントなどを積極的に利用して、葉酸不足にならないように心がけてほしいです。

植物性の油（オリーブオイル、ごま油、紅花油など）は、胎盤の形成をよくすることが知られていますので、たくさん摂取してください。水自体ももちろん大切です。なるべく前述したように活性化したよい水をしっかり摂ってください。妊娠中はなるべく浄水器を通した水や、ペットボトルに入ったミネラルウォーターを摂取するとよいでしょう。

”小さな心がけを積み重ね、健康度を上げておく“

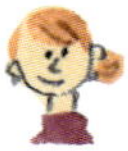

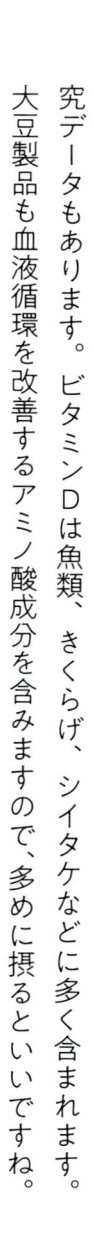

食事のほかに、胎内環境のためにできることはありますか？

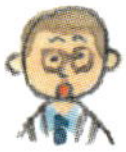

お母さんの血液循環をよくすることは、赤ちゃんにしっかりと酸素を届けることにつながりますから、適度に動くことも大切です。特別なことをする必要はなく、日常的によく歩くことを習慣づけるだけでも違ってきますよ。

ふたたび食事の話に戻りますが、血液循環をよくする食材は、多く摂ることが大切です。根菜類と大豆食品はその代表です。豚汁の食材は、ニンジン、ネギ、ゴボウ、味噌、しょうが……血液循環をよくするものばかりですね！　ニンニクなども血液循環をよくします。大豆はアルギニンというアミノ酸が豊富に含まれており、アルギニンは血管拡張物質の一酸化窒素（ＮＯ）に変わります。納豆や豆腐、油揚げなどはたくさん摂取するようにしたいものです。

女性の中には冷え性の方も多いでしょう。血行をよくするためにも、冷たい飲み物や体を冷やす食べ物は控え、体の深部を温めておくように心がけてください。

それから胎内環境とはまた異なる話ですが、適度に動くのが大切という点は、難産・安産にも関わってきます。今、難産が増えている理由のひとつに、適切な分娩体位がとれない妊婦さんが増えているということもあるのです。

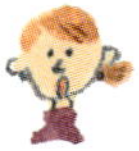

理想的な安産体位とはどのようなものですか？
適切な体位がとれない……足腰が弱いということですか？

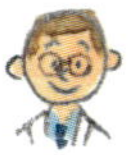

分娩においては、赤ちゃんを産みやすい安産体位というものがあります。産みやすい姿勢はそれぞれ個人差はありますが、どのような姿勢であれ、分娩直前に腰を落とす姿勢（蹲踞位《そんきょい》）ができるかどうかはとても重要です。助産師や医師が介助しやすいように、実際のお産では蹲踞位を寝かせた格好になります。今、この「腰を落とす姿勢」ができない人が増えています。

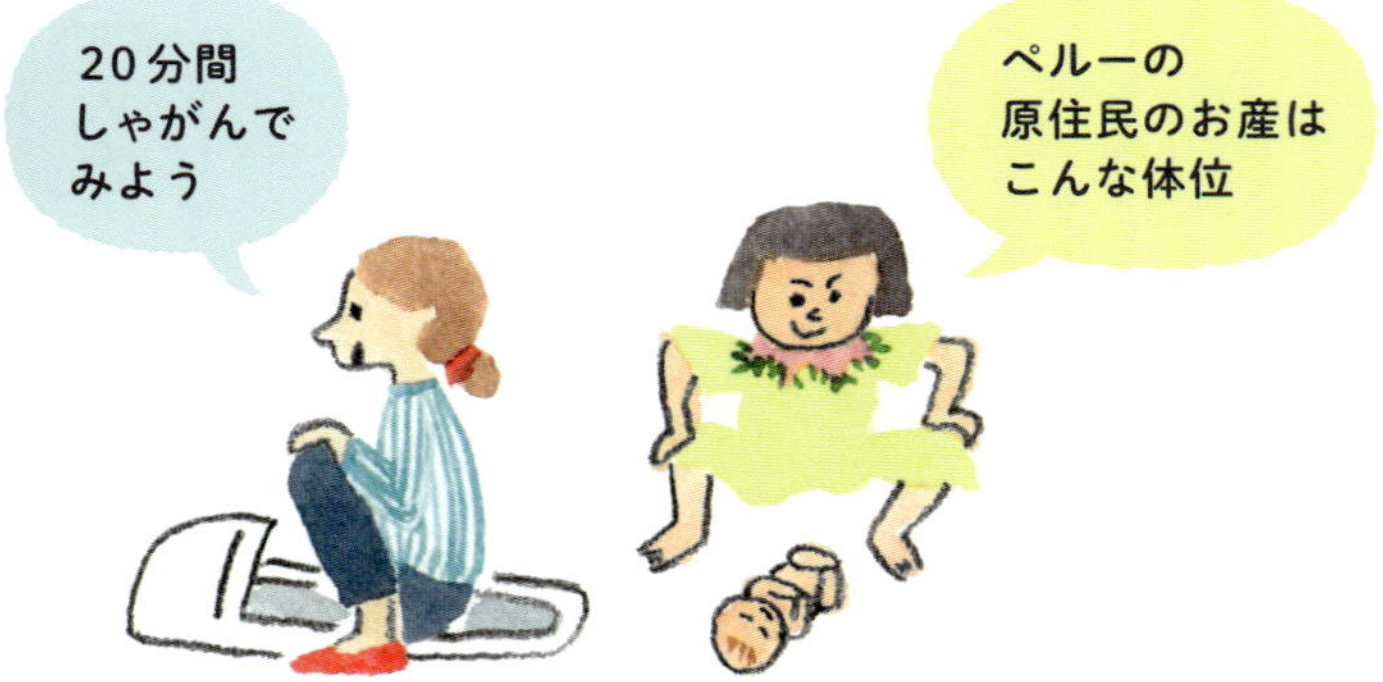
ペルーの原住民のお産はこんな体位
20分間しゃがんでみよう

和式トイレの習慣は減退しつつありますが、しゃがむ姿勢は安産のためにとても大事です

というのも、今はもう日常的に和式トイレを使いませんね。それから、草むしりもしないですし、雑巾がけもしません。ですから適切な分娩体位がとれなくて難産になる人が増えているのです。理想を言えば和式トイレでしゃがむ姿勢を20分くらい続けられるといいのですが、そこまではいかなくても、日ごろから適度に体を動かし、健康度を上げる心がけをすることは大切にしてほしいです。

そしてもうひとつ安産に必要なことが呼吸法です。陣痛がきた時にしっかり腹式呼吸できる方は安産の傾向にあります。

というのも、腹式呼吸をすると血液の中の二酸化炭素が少し増加します。二酸化炭素は血管拡張作用があり、胎盤の循環を上昇させるのです。分娩時の呼吸法として知られるラマーズ法やソフロロジーは基本的に腹式呼吸と同じです。分娩時は過呼吸になってしまう人が多いのですが、いざ陣痛がきた時にゆっくり呼吸できることは大切。普段から腹式呼吸を意識してトレーニングしておくとよいですね。ヨガや気功、太極拳などはすべて腹式呼吸を基本としています。

いい赤ちゃんを産むためにできることが、生活の中にたくさんあるんですね。わたしの赤ちゃんも、いい羊水に包まれて十月十日きもちよく過ごしてほしいなと思いました。

そうですね。これまでお話してきたように、胎内には、羊水をはじめ胎児を守り育てる巧みなシステムが備わっています。そこで過ごす十月十日という月日は、いのちを育むとても大切な時間です。

その月日を最良の時間にするためには、妊娠・出産の時期にだけ気を配るのではなく、妊娠を考える以前から、しっかりと自身の体と向き合っておくことがいちばんの近道だと、ぜひみなさんに知っておいてほしいです。

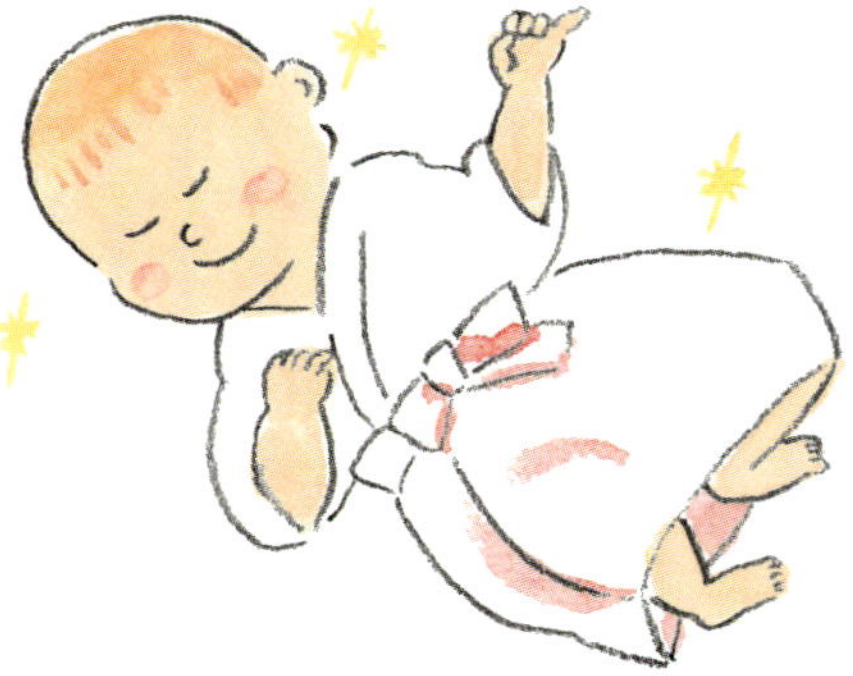

ぴかぴかの赤ちゃんに会うために…
できることから始めてみましょう!

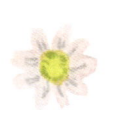

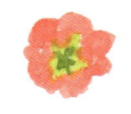

祝福されて生まれてこなければ、幸せな人生は創れない

伊藤 恭

脳（精神・知性）は、与えられた環境に最大適応して創造されます。

そして、３才児で80％程度、６才児で90％以上の脳ができあがるとも言われています。

新生児の肉体もまた、与えられた環境に左右されます。胎児期・乳児期・幼児期に、親がどのような環境を与えたかが、子どもの人生を左右することになるのです。

妊娠した時から、胎児の人生がはじまります。

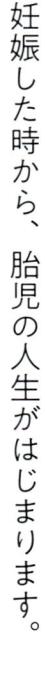

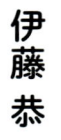

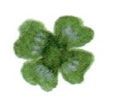

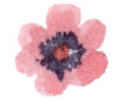

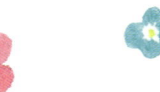

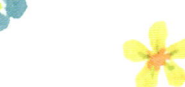

十月十日は胎内で過ごしますが、その時すでに、誕生してから必要になる能力を発達させているのです。この本をぜひ、健やかな赤ちゃんを産むため

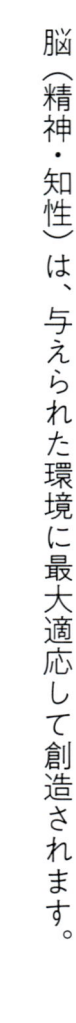

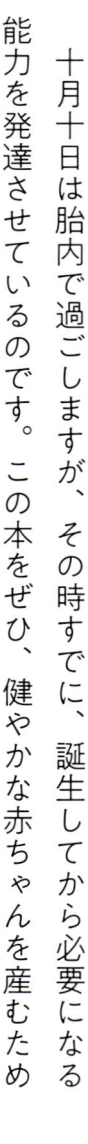

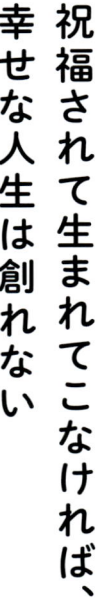

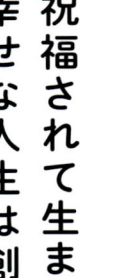

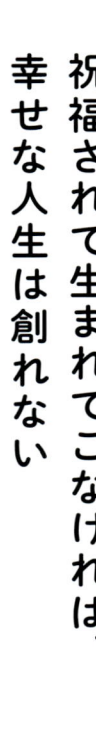

の参考にしてみてください。そして、心身ともに元気な赤ちゃんが生まれた後は、高い知性や豊かな人間性を創造できる環境を用意してあげましょう。

母親は子どもの肉体を産むと同時に、その心や知性も創造するのです。

赤ちゃんが産まれたら、心からの祝福をお願いします。

新生児は、まだ目がよく見えませんが、自らの誕生がみんなに祝福されていることを、雰囲気で肌身に感じるはずです。そしてきっと、こう考えるのではないでしょうか。

「生まれてきただけで、何もしていないけれど、自分はみんなに幸せを与えている。みんなが喜んでいる。世界にとって、私は必要な存在なのだ――

だから私も、この世界を受け入れよう。この世界はどのようになっているのだろう。この世界を幸せにしたい」と。

（ピグマリオン学育研究所代表）

解説

「胎児の魂百まで」妊娠と出産に正しい知識を

金山 尚裕

妊娠出産ついては一般の方と医療者の間で認識がかなり異なることがあります。たとえば双子を妊娠したとします。妊婦さんの多くは喜びます。一方、医者は異常妊娠と認識します。双子は母体側には早産、妊娠高血圧症候群が発生しやすく、分娩はほとんど帝王切開になります。胎児には発育不全、分娩時には胎児の低酸素状態が増加し、場合によっては脳性麻痺などの後遺症が残ることがあります。産科医はとても心配な状況をたくさん想定しなければなりません。

近年は晩婚化が進み、高齢妊娠が増えたことでリスクをもった妊婦さんが増加しています。妊娠した場合、自分にどのようなリスクがあるのか早めに認識し、それらに対して早めに適切な対応をすることが大切です。そのためにも、みなさんと産婦人科医が妊娠に対して共通の認識をもつ必要があります。私たち産婦人科医も、妊娠・分娩に対するみなさんとのギャップを埋める努力をしています。

リスクの高い妊娠が増えていますので、異常分娩も増えています。日本の帝王切開率は約20％となり、5人に1人が帝王切開の時代です。さらに20人に1人ぐらいの方は吸引分娩や鉗子分娩、緊急の帝王切開になり、大出血により輸血される方も一定数見えます。一般的にイメージされているような「お産の安全神話」は実際にはないのです。また、分娩時にトラブルが多くなる産婦さんは自律神経系が不安定で過呼吸になる方が多い傾向があります。過呼吸になると血液の中の二酸化炭素が減少し、血管が収縮し胎児に十分な酸素が行かなくなります。元気な赤ちゃんを産むためには、こころの安定と「産む」という意識を強くもつことが重要です。それがまた安産にもつながるのです。

健やかな子どもの成長のためには、胎児期から胎児によい環境を提供する必要があります。本書にもありますように妊娠中の栄養のアンバランスはその子の成人期の高血圧、糖尿病、肥満と関係することがわかってきています。最近では精神発達や不妊症にも関係するとも言われています。妊娠前からダイエットされている方は、いざ妊娠してもバランスよくしっかり食べることができません。日本全体で出生体重が減っていることは、ハンディキャップを背負って生まれてくる子どもが増加していることになるわけです。

また、葉酸の重要性が強く認識されていないこと、妊娠中の胎盤形成に影響を及ぼすトランス脂肪酸がいまだ規制されていないことなど、栄養に関する日本の現状は国家の危機と言ってもよいほど深刻です。胎児の環境として重要な羊水も妊婦さんが摂取する水に由来しており、質のよい水を摂ることもよい羊水環境をつくるためには必須です。妊娠中のアルコールや喫煙は胎児の神経発達に悪影響があるのは広く知られていますが、最近では、妊娠中に大声で夫婦喧嘩ばかりしていると生まれた子どもに難聴が発生しやすいという報告も出てきています。胎内環境がいかに大切か、ということがおわかりいただけるでしょうか。

「三つ子の魂百まで」と言いますが、実は「胎児の魂百まで」ではないかと私は感じています。妊娠分娩に正しい知識をもつことが、よい子を育てる第一歩と言っても過言ではないでしょう。本書が妊娠を考えている方や現在妊娠中の方にとって、その第一歩を支えるひとつの参考になれば幸いです。

（浜松医科大学病院 病院長・副学長 産婦人科医）

【監修者紹介】

金山 尚裕（かなやま・なおひろ）

浜松医科大学病院 病院長・副学長
1954年生まれ。1980年、浜松医科大学医学部医学科卒業の後、同大産婦人科で研修医。1988年、浜松医科大学大学院医学研究科博士課程修了の後、ミュンヘン工科大学産婦人科へ留学。1994年から浜松医科大学医学部産婦人科学講座で教鞭をとり講師・助教授を経て1999年より教授。2018年より現職。
周産期医学、早産、妊娠高血圧症候群、肺塞栓などを専門に、羊水や不妊症をテーマにした研究も数々行う。「安全で快適なお産を提供すること」を使命に、数えきれない妊婦のお産を支えてきた。

【作者紹介】

伊藤 恭（いとう・きょう）

幼児教育家　ピグマリオン学育メソッド開発者
1948年生まれ。心と能力を同時に育てる独自のピグマリオンメソッドを構築し、幼児～小学校低学年教育に驚異的な成果をあげている。灘中合格者日本一の浜学園が運営する幼児教育部門「はまキッズ」の教材・教具・カリキュラムを提供。また、全国800ヶ所以上の教室を持つパズル道場の空間把握理論も提供し、パズル道場最高顧問を務める。そのほか（社）思考力教育学会理事長、（社）日本スリランカ教育協会理事長、浜学園はまキッズ顧問、スリランカ民主社会主義共和国文部省顧問などを務める。教材をはじめ著書多数。

いのちを育む羊水といいお産のはなし

初版 1 刷発行●2018年 3月31日

監修者
金山 尚裕

作 者
伊藤 恭

発行者
薗部 良徳

発行所
㈱産学社
〒101-0061 東京都千代田区神田三崎町2-20-7 水道橋西口会館 Tel. 03（6272）9313　Fax. 03（3515）3660
http://sangakusha.jp/

印刷所
㈱ティーケー出版印刷

ISBN978-4-7825-3492-2 C2076